上海市医院信息系统
软件功能规范

范启勇　主编

科 学 出 版 社
北 京

内 容 简 介

本书根据公立医院改革要求，结合医院信息化应用现状、需求调研及发展趋势，按照全面、完整、归类原则，兼顾业务管理要求，从用户需求的角度出发，整理出新形势下医院信息系统应用软件分类框架，将医院信息系统划分为三大领域(基础域、业务域、管理域)、八类应用(公共基础服务、信息集成平台、综合服务、临床服务、医技服务、医疗管理、运营管理、科教管理)合计包括57个信息子系统；并对其中35个应用比较成熟的业务子系统的软件功能进行统一描述。通过制定适合当前医院信息化发展的医院信息系统软件功能规范，可为医院制定信息化战略规划、实施信息系统建设提供参考依据；为卫生行政管理部门对医院信息化建设提供审核依据。

本书适合各级各类医院信息主管及信息部门技术人员、卫生行政管理部门信息主管及相关人员、医疗卫生行业软件开发企业及信息集成企业、第三方应用软件测试单位技术人员等。

图书在版编目(CIP)数据

上海市医院信息系统软件功能规范/范启勇主编.
—北京：科学出版社，2016.8
ISBN 978-7-03-049571-6

Ⅰ.①上… Ⅱ.①范… Ⅲ.①医院—管理信息系统—系统软件—规范—上海 Ⅳ.①R197.324-65

中国版本图书馆CIP数据核字(2016)第191500号

责任编辑：闵 捷
责任印制：谭宏宇 / 封面设计：殷 靓

科学出版社 出版
北京东黄城根北街16号
邮政编码：100717
http://www.sciencep.com
南京展望文化发展有限公司排版
广东虎彩云印刷有限公司印刷
科学出版社发行 各地新华书店经销

*

2016年8月第 一 版 开本：787×1092 1/16
2020年12月第七次印刷 印张：14 1/2
字数：310 000

定价：70.00元

(如有印装质量问题，我社负责调换)

《上海市医院信息系统软件功能规范》编辑委员会

主　编

范启勇

副主编

曹剑锋　秦新南　陈　蔚

编　委

（按姓氏笔画排序）

刘　珉　刘　博　杨郁青
沈佳妮　张　渊　陈　蔚
范启勇　孟丽莉　秦新南
徐孟艳　曹　波　曹剑锋

序

上海医院信息化建设经历了30余年的历程，此间经历了单机版应用、以收费及医保结算为核心的医院管理信息系统，再发展到以患者为中心、电子病历为核心的临床信息系统等多个发展阶段，直到今天发展成需要整合医院医、教、研、人、财、物信息的整体数字化医院信息系统，并且通过与市、区二级卫生信息平台实现互联互通的区域医疗。此足以说明，医院信息化建设任重而道远。

随着信息技术的发展及医院运行机制的转变，医院信息系统已成为现代化医院必不可少的重要基础设施与支撑环境。新形势下医院信息化发展，面临着医改政策调整、政府加强对医疗机构外部监管评估等一系列需求，在这些需求的激励下，迫使医院信息系统需要进行新的定位、扩充、改造和完善。

医院信息系统建设是一项应用资金较大、开发周期较长的系统工程。为了规范建设、合理投入、有序推进，很有必要制定符合新形势需求的医院信息系统功能规范，以便在医院信息系统项目建设过程中起到指导作用，同时也有助于政府管理部门建立对医院信息化建设项目的审批制度，在监管医院信息化项目建设，保证医院在规划、建设、完善医院信息系统时，吸收成功的经验，使医院信息化项目建设更加合理，节省开支，避免浪费。

该书在2000年颁布的《上海医院信息系统功能规范》基础上，结合上海医院信息化建设应用实践及医改深入发展的要求，重新增补和完善医院信息系统软件功能规范，以指导医院更加科学、合理、健康、有序地推进医院信息化建设。

该书主编范启勇研究员是上海市卫生和计划生育委员会信息中心创始人之一，长期工作在卫生信息化建设领域，除本职工作外，还担任了第一届、第二届上海市医院协会信息管理专业委员会主任委员。在上海市卫生和计划生育委员会信息中心任职期间一直负责医院、社区信息化发展、规划、建设和推进工作；先后主持制定、颁布了《上海医院信息系统功能规范》《上海市医院计算机信息网络安全策略》《上海市电子病历系统功能规范实施细则》《上海市社区卫生服务信息系统功能规范》等系列文件。他善于思考、勤于笔耕、敢于实践、贵于坚持；在面临新一轮医院信息化建设改造之际，他把握机遇，组织团队，再一次主动承担了课题研究及该书主编工作。希望该书的出版，对进一步推动医院信息化建设起到指导作用。

许　速

上海市医改办副主任、上海市决策咨询委员会委员

2016年3月18日

前言

21 世纪是生命科学和信息技术相互交融的时代。信息技术已成为现代化医院建设与发展的重要组成部分，也是深化公立医院机制体制改革的重要技术支撑。上海医院信息化建设起步于 20 世纪 80 年代，起初多以财务收费管理为主，之后随着计算机、通信技术的进步，经历了单机单项事务处理、多机网络化全院级应用以及跨院间区域医疗网应用等多个阶段；从以费用管理为主的单一事务处理系统转向与临床业务、医院运行、患者服务、质量管理相结合的全面医院信息系统的方向发展。这种发展趋势对于强化政府与社会监管、改善医疗服务体系运行状态、提升医疗服务质量和效率具有重要意义。

目前，上海市 600 多家医院均已完成了医院基本管理信息系统的建设，并全面与医疗保险系统实时连接交互；二级以上医院逐步建立起临床信息系统，电子病历应用良好；医院应用系统建设已覆盖全部基础业务及主要管理流程，应用效果在便民惠民、流程优化、质量管理方面作用明显；医院信息安全意识和措施有明显提升，至 2015 年年底，上海三级医疗机构 85%已通过信息安全三级等保测评；近几年，医院信息系统的开发和应用正在向纵深发展，从单纯的业务应用转向涵盖业务应用、统计分析、管理控制为一体的综合应用发展。

新形势下医院信息化发展，面临着医改政策调整、政府加强对医疗机构合理运行外部监管评估的需求；人们希望通过互联网等现代信息技术的手段实现自助预约挂号、远程医疗、健康管理、及时了解个人诊疗信息、方便获取个性化的医疗卫生服务的需求；新一代信息技术推动医院实现系统更有效、成本更低廉、流程更优化、过程更合理、管理更精细、决策更科学的需求；区域医疗要求医疗卫生机构互联互通、业务数据源头采集、监测数据自动生成，确保数据的客观真实的需求；医院需要通过信息化提高医疗服务的效率、质量，提高患者的就医体验和满意度，提高临床医疗水平、医疗质量，降低运营成本，提高医院管理的科学性和有效性的需求。在这些需求的激励下，迫使医院信息系统需要进行新的定位、扩充、改造和完善。

上海曾于 2000 年统一制定、颁布了《上海医院信息系统功能规范》；卫生部也于 2002 年颁布了《医院信息系统软件基本功能规范》，一直被执行应用至今。随着信息技术的不断更新和政府对医改的推动及医院自身的不断发展，新的业务需求、管理需求大量涌现，重新研究制定符合新形势环境要求的医院信息系统功能规范已成必需。

为此，上海市卫生和计划生育委员会信息中心于 2014 年年底专门申请课题立项研究，组织力量，结合上海乃至国内外医院信息化发展实际，重新定位和完善医院信息系统功能规范，以更好地指导医院在新形势下，科学、合理、健康、有序推进新一轮医院信息化建设。

本书的撰写，得到了上海医院协会信息管理专业委员会、卫宁健康科技集团股份有限公司的大力支持及鼎力相助，同时也得到了上海亚太计算机信息系统有限公司、上海颐圣计算机系统有限公司、上海新致软件有限公司等医院信息产品供应商的积极支持，黄虹、冯杰、杨得军、师成、邬伟杰、刘霞、胡苇苇、倪欢、陈士洋、孙红庆、陈少明、王佳皓、刘刚、严文娟、侯朝阳、张晓舒、刘淑华、姚卫朋等为本书出版付出良多，在此，对所有参加调研、讨论、撰写的个人及单位表示衷心感谢！

由于我们的水平有限，规范中如有不当之处，恳请各位读者提出宝贵意见。

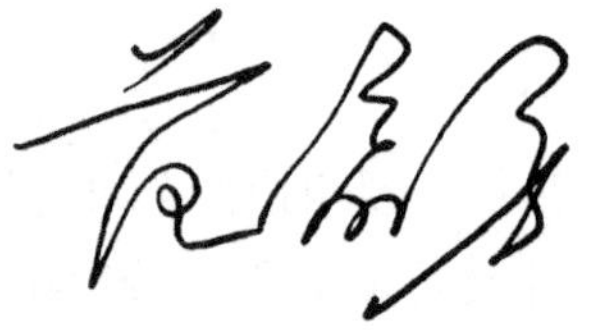

2016 年 2 月 5 日

目◉录

总 则

0.1 定义

（1）医院信息系统：是指利用计算机软硬件技术、网络通信技术等现代化手段，辅助医院及其所属各部门的人流、物流、财流进行综合管理，对医疗活动各阶段产生的数据进行采集、储存、处理、提取、传输、汇总、加工生成各种信息，从而为医院的整体运行提供全面的、自动化的管理及各种服务的信息系统。

（2）医院信息系统基本功能规范：是指导各级各类医疗机构合理建设、有效使用医院信息系统的规范性文件，也是正确评价医院信息化建设应用水平、企业开发产品符合度的主要依据。本规范仅对医院信息系统中常用的业务、管理系统从软件基本功能的角度进行阐述，不包括网络、硬件部分，也不包括医院信息集成平台的建设要求。

通过医院信息系统建设与应用，加强医院内部管理，优化服务流程，规范医疗行为，提高内部服务质量和效率，提高患者满意度。通过医院信息系统建设与应用，提升医院现代化管理水平，促进医院运营管理的科学化、规范化和智能化。

0.2 编制目标

本规范基于医院信息化发展现状及相关业务、管理规范制定，用于指导各级各类医院信息化发展，目的是统一规范上海市医院信息系统基本建设，为全面推动公立医院改革、适应区域医疗实现、助力医院创新发展奠定基础。

（1）正确指导各级各类医院信息系统建设与应用。

（2）客观评价各级各类医院信息化建设应用水平。

（3）成为各级各类医院信息化产品和应用水平评估的测评依据。

0.3 适用范围

本规范适用于以下几类用户。

（1）各级各类医疗机构：各级各类医疗机构在医院信息化建设推进过程中，可将本规范作为医院信息系统建设和改造的依据，以更好地推进医院信息化发展。

（2）医院行政管理部门：医院行政管理部门可通过本规范对各级各类医疗机构信息系统建设进行规范指导，并可将本规范作为对信息化建设应用水平的评估依据。

（3）第三方软件测评机构：第三方软件测评机构可将本规范作为软件产品验收或应用水平的测评依据，以便对检测产品做出客观、合理、公平的评价，也可将本规范作为医院信息化产品建设质量的衡量标准。

(4) 医院信息系统软件开发商：医院信息系统软件开发商在产品开发过程中，参照本规范要求实现相关系统功能，并根据医院实际情况在规范要求的基础上拓展相关功能，从而有体系地进行产品构建与完善，有利于减轻产品开发前用户需求调研的压力。

0.4 总体架构

0.4.1 应用框架

按照“以平台为基础、以应用为导向、以标准安全为前提、以整合集成为重点”的建设原则，构建以患者为中心、以电子病历为核心的高标准、一体化、可持续发展的便民服务、临床业务与运营管理信息系统；通过先进的技术及应用架构设计方法，实现医疗资源的整合与共享，支持医院集团化管理和区域医疗的业务延伸与拓展。为了便于理解与描述，本规范根据三大应用域进行归类(图 0.1)。

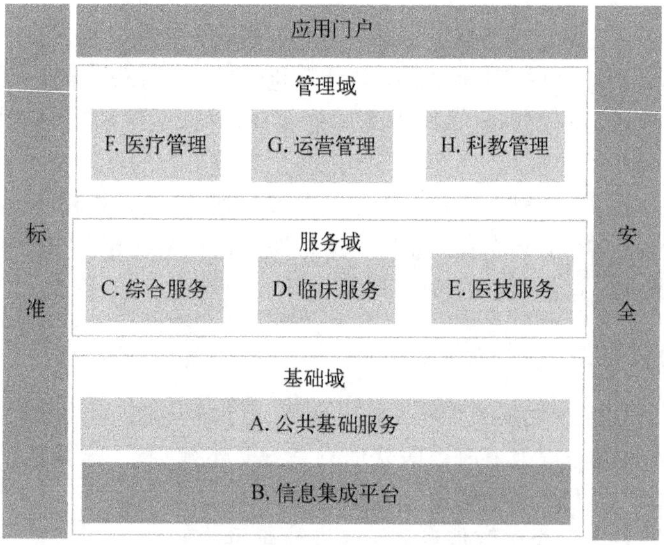

图 0.1 上海市医院信息系统软件功能规范应用框架图

0.4.2 系统分类

结合医院信息化应用现状与发展趋势，本规范依据全面、完整、归类原则，兼顾业务管理要求，将医院信息系统划分为三大域(基础域、服务域、管理域)、八类应用(公共基础服务、信息集成平台、综合服务、临床服务、医技服务、医疗管理、运营管理、科教管理)，合计包括 57 个信息子系统(表 0.1)。但在对系统及业务功能的进一步梳理过程中，发现部分系统功能尚不成熟，不同的医疗机构对某些系统尚未形成稳定的业务应用模式，因此，本规范首先梳理了 36 个相对比较成熟的业务子系统。此外，考虑到医院信息集成平台的复杂性与相对独立性，本规范不包括平台建设要求，将另专门形成规范性文件加以阐述。

表 0.1　上海市医院信息系统软件功能规范系统分类表

域	应　用	子　　系　　统
基础域	A. 公共基础服务	* 统一身份认证管理系统；* 日志审计系统；* 主数据与医疗术语管理系统；* 临床知识库管理系统
	B. 信息集成平台	平台门户层；平台应用层；平台服务层；平台数据层
服务域	C. 综合服务	* 挂号收费系统；* 出入院管理系统；* 自助服务系统
	D. 临床服务	* 门诊医生工作站；* 住院医生工作站；* 门诊护士工作站；* 输液管理系统；* 住院护士工作站；* 临床营养膳食管理系统；* 体检管理系统；* 麻醉信息管理系统；* 随访管理系统；急诊医生工作站；血液透析管理系统；放射治疗管理系统；手术护理管理系统；营养门诊咨询管理系统
	E. 医技服务	* 临床检验管理系统；* 放射科影像信息管理系统；* 病理信息管理系统；* 临床用血管理系统；* 康复治疗管理系统；* 门急诊药房管理系统；* 住院药房管理系统；* 静配管理系统；* 临床药师工作站
管理域	F. 医疗管理	* 医疗质量管理系统；* 门急诊业务管理系统；* 护理管理系统；* 社会医疗保险（以下简称“医保”）管理系统；* 院感管理系统；* 抗菌药物管理系统；* 危急值管理系统；* 病案管理系统；医疗统计系统；公卫报卡管理系统
	G. 运营管理	* 绩效管理系统；* 药品供应链管理系统；财务管理系统；资金管理系统；成本核算系统；资产管理系统；预算管理系统；人力资源管理系统；合同管理系统；决策分析管理系统
	H. 科教管理	科研管理系统；教育管理系统；科研试验管理系统

* 即为纳入本规范的子系统。

0.4.3　应用模式

新建或升级改造的医院信息系统应以整体规划为前提，采用业界先进、成熟的互联网技术（internet technology，IT）架构，以一种全新、开放、规范、有序的集成方式，建成能适应医院信息集成平台要求、易于接入的信息系统。

（1）传统高耦合建设模式：针对医院已经建设完成的信息系统，多数已经采用的是传统客户机/服务器结构（client/server，C/S）的高度耦合模式的建设，这些业务系统在满足医院现有业务的情况下，需要逐步实现系统架构的升级，满足未来基于信息集成平台互联互通的要求。

（2）基于信息集成平台的建设模式：通过信息集成平台实现对系统数据进行采集、存储、分类、关联、挖掘、决策、行动、反馈等处理，为各级各类医疗机构、卫生行政管理部门和其他医疗卫生机构，以及服务对象等所有授权用户提供丰富的信息服务。

通过平台服务提供的数据具有易用、高效、安全、可靠的特点。从发展的角度来看，医院信息系统建设应该从原来集成式、紧密型的架构转向轻量级、松耦合型的架构；从基于应用的独立系统建设转向以医院信息集成平台为核心的一体化系统建设。

医院信息系统作为医疗机构开展医、教、研、管重要技术支撑，在进行系统建设或改造时，应该优先考虑基于平台的应用模式，并逐步实现业务系统的升级，这种以平台为中心的医院信息系统整体架构既能够较好地响应医院内部不同业务系统之间的流程及数据的互操作性要求，同时也方便满足与医疗机构外部信息平台进行数据交互和业务协同的需求。

0.5 建设原则

0.5.1 需求驱动

上海市医院信息系统建设应以上海市医院的发展需求为依据，与医院业务、管理工作和服务要求相结合，通过业务生产性系统功能的完善以及应用和数据的全面整合，实现全院信息系统在数据层面、应用层面和流程层面的互联互通，实现数据可交换、应用可调用、流程可协同。

0.5.2 规范标准

医院信息系统建设应当遵循国家和上海市的相关法律、法规，有关医院各业务条线工作的各项规范、标准和要求，在上海市范围内采用统一的系统编码标准、功能规范、数据接口和报表指标体系标准(具体参见本章“0.8　参考标准”相关内容)。

0.5.3 互联互通

医院信息系统建设应当采用开放的体系结构，基于平台模式实现在不同开发商开发的应用软件之间能够按照统一的接口标准实现数据交换和信息共享，并可与系统外部的相关信息系统通过医院统一平台的信息接口实现信息共享和交换。

0.5.4 灵活开放

考虑到医院信息系统建设应当是一个不断拓展和完善的过程，所以系统应采用可灵活配置、可扩展的、开放的系统体系架构，具有必要的控制和维护功能，以适应不同用户和不同时间阶段的需求变化。系统技术架构应当具有可拓展性，在系统设计时采用的技术、实现的方法以及软件的架构设计等方面要留有余地，以便系统在以后更新、升级时具有性能、功能和结构上的可扩充性。

0.5.5 实用创新

医院信息系统应当以医院业务活动中的主要业务内容、流程和管理要求为基础，统一规范信息流程，从业务源头、数据发生点中采集数据。医院信息系统应首先满足临床医务人员的日常业务工作需求，包括满足业务数据采集、存储、传输、交换、处理、展示、汇总以及统计报表的需求；同时也应满足公立医院改革针对精细化管理的要求。

本规范的医院信息系统建设应具有创新性，满足医院在“互联网＋”的大背景下，通过新技术、新平台、新业务、新场景下的互联网医院的创新应用，满足未来医院管理决策科学化、临床业务智能化、经营管理精细化、运行管理实时化的需求。

0.6 通用功能

本规范包括了众多的各类业务子系统，从信息系统角度而言，每个子系统都应具有一些基本的必备功能，但这些必备功能在不同的业务子系统中具有共性，因此本部分内容将统一描述共性基本功能，在其他章节中不再单独进行重复阐述。

医院信息系统的共性基本功能主要包括：针对数据的输入处理，数据的输出处理，数据采集、存储、传输、交换、修改与更新，质量审核，查询统计，数据输出，系统权限控制等。

0.6.1 数据采集、存储、传输、交换、修改与更新

（1）录入和修改：提供便捷、完整的个案数据输入功能，允许对未存档数据进行修改。

（2）在输入界面设置误输入限制、提醒和逻辑核对等功能，以限制误输入、作出提醒和对录入数据进行逻辑纠错。

（3）可通过数据输入接口自动获取数据，也支持批量转入数据。

（4）存储以及相应的存储介质：提供可靠、安全、便利、够用的存储功能以及相应的存储介质。

（5）传输、交换：参见本章“0.6.5 传输及交换”相关内容。

（6）更新：自动提供数据更新功能。

0.6.2 质量审核

（1）逻辑查错：能设定数据项之间的逻辑审核关系，实现数据录入时的自动差错检查功能。

（2）标准参考值：能预先设置、存贮业务常用检测指标的标准参考值。

（3）评价与提示：系统能将个案数据信息与标准参考值对照，自动给出结果评价与提示。

0.6.3 查询统计

提供对个案数据的单项和多项组合查询与统计功能，并提供查询结果的可视化展现。

0.6.4 数据输出

0.6.4.1 报表生成

能自动生成多种格式的统计报表、图形，并能查询、打印和导出报表数据，支持报表格式自定义。

0.6.4.2 打印和数据导出

（1）具备打印各种管理卡、登记卡、记录表等功能。

（2）支持报表和查询结果的打印。

（3）可导出全部数据和报表数据，也可导出查询结果数据。

（4）导出数据可供统计分析。

0.6.5 传输及交换

（1）领域内各信息系统、领域外各相关信息系统、跨机构或区域之间的相关信息系统，能按照统一的标准格式进行数据传输及交换，在共享权限范围内可查询、导出、打印相关数据信息。

（2）本规范所指的医院信息系统是在网络环境下运行的各种应用信息系统，各功能

模块之间，及上、下级系统之间均须实现互联互通、数据共享，能够实现数据语义层的互操作要求。

（3）系统之间的互联互通能够支持基于平台方式的系统之间对接；能够实现业务流程的整合和数据共享处理，满足流程互操作要求。

0.6.6 更新

当存档数据在业务过程中发生变化时，必须在权限管理下及时对存储于各相关系统中的相应数据进行干预，并通过消息机制通知相关业务系统进行同步处理。如医院科室等基础数据发生变更时，需要能够通过消息方式通知相关系统进行数据的及时更新。此类数据处理通过平台模式能够很好地解决传统模式下众多不同业务系统之间的复杂的系统接口问题。

0.6.7 权限控制

能灵活设置不同的操作员使用权限，同时支持针对数据的访问授权，保证数据安全使用，保护患者隐私权。

0.6.8 统计报表系统

（1）逻辑检错：能设定报表内、报表间以及数据项本身的逻辑关系，具备数据自动检错功能。

（2）汇总分析：能根据不同统计要求自动生成和打印分析汇总报表，能提供单项和多项组合统计查询功能。

（3）支持数据变现形式分析，如饼图、曲线图等，能够进行同比和环比分析，并提供直观的数据展示。

（4）支持数据钻取，数据细分和数据追踪。

（5）能够提供多种方式的数据导出，并能够进行数据隐私处理。

0.6.9 管理控制

管理控制功能是根据事先的设置对业务流程、业务功能配置、系统应用集成的信息接口施加的控制。

本系统的控制功能主要包括：

（1）业务流程控制（包括任务提醒、警示、限制等智能化控制手段）。

（2）操作权限控制。

（3）数据完整性、一致性控制（尤其不同业务系统的指标类数据口径）。

（4）操作日志记录。

0.6.10 系统管理

（1）机构、科室、人员基本信息维护。

（2）用户、用户组及权限维护。

（3）数据字典维护。

(4) 数据维护。
(5) 编码规则维护。
(6) 编码维护。
(7) 系统控制参数维护。
(8) 菜单配置维护。
(9) 操作日志维护。

0.7 技术要求

0.7.1 数据规范

(1) 业务系统的基础数据应符合国家卫生和计划生育委员会数据元要求,并建立统一的编码体系。

(2) 数据输入、数据输出、数据共享、数据存储、数据备份、数据恢复、数据字典编码标准等应符合国家卫生和计划生育委员会相关规范要求。

(3) 业务数据需要有统一的对外机制,保证数据的可共享性。

0.7.2 安全可靠

医院信息系统建设应从安全技术、安全管理为要素进行总体框架设计;应从网络安全(基础网络安全和边界安全)、主机安全(终端系统安全、服务端系统安全)、应用安全、数据安全、备份安全五个层面实现安全技术类要求;应从安全管理制度、安全管理机构、人员安全管理、系统建设管理和系统运维管理五个层面实现安全管理类要求。

本规范中的安全也包括系统需要对敏感数据提供统一的脱敏处理机制,保证患者相关的隐私数据安全。

0.7.3 接口要求

为了满足医院信息系统未来发展要求,医院信息系统必须具备内、外接口,以支持数据交换与信息共享;接口方式应根据医院信息化建设实际情况选择关键是能实现系统间的互联互通。

(1) 院内系统交互:医院内部各应用系统之间可通过交互接口,实现未建成医院信息集成平台之前的数据交互、信息共享、任务协同。

(2) 上级机构平台数据交互:对外需具备与区域卫生信息平台、各个公共卫生业务报告平台的接口,实现各种相关数据和信息的传输、交换、更新和共享。

(3) 第三方平台数据交互:需具备与第三方平台产品的数据转换与交互接口,如第三方支付平台的实时数据交互等。

(4) 院内信息集成平台交互:建成医院信息集成平台后,各系统需与平台交互接口进行互联互通,实现不同系统之间数据的互联互通。

0.7.4 运行环境

支持主流、开放、符合行业标准的操作系统、数据库服务器软件、应用服务器软件,支持有线及无线局域网、Intranet、Internet 等网络环境；支持主流、开放、符合行业标准的主机、服务器、存储系统、双机容错及备份系统、有线终端、无线终端、打印机、条码扫描、磁卡、IC 卡等硬件设备。

具有网络安全、数据安全、系统安全、应用安全等安全性技术措施，以及应急预案及安全管理制度。

0.7.5 用户体验

应用系统软件应关注用户界面的友好性，系统功能操作的便捷性，信息分类的清晰度与准确性，提高系统的易用性。系统易用性体现在两个方面：① 易学性，指通过设计符合操作者心智模型的功能，实现快速符合用户的习惯；② 效率性，指功能易于操控、步骤简便、导航清晰。

0.8 参考标准

本规范基于 2000 年发布的《上海医院信息系统功能规范》，并参考了国家的法律法规和行业的业务规范，在满足现有技术规范的基础上，共参考了 140 多种国内外标准和规范。

0.8.1 法律法规及业务规范

(1) 中华人民共和国卫生部. 三级综合医院评审标准(2011 年版). 2011。

(2) 中华人民共和国卫生部. 二级综合医院评审标准(2012 年版). 2012。

(3) 中华人民共和国卫生部. 三级综合医院医疗质量管理与控制指标(2011 年版). 2011。

(4) 中华人民共和国卫生和计划生育委员会. 人口健康信息管理办法(试行). 2014。

(5) 中华人民共和国公安部. 计算机信息系统安全等级保护相关规范. 2002。

(6) 中华人民共和国财政部. 关于印发《医院会计制度》的通知. 2010。

(7) 中华人民共和国财政部. 关于印发《医院财务制度》的通知. 2010。

(8) 中华人民共和国卫生和计划生育委员会，国家中医药管理局. 关于印发《医疗机构病历管理规定(2013 年版)》的通知. 2013。

(9) 中华人民共和国卫生部. 医院处方点评管理规范(试行). 2010。

(10) 中华人民共和国卫生部. 医疗机构临床用血管理办法. 2012。

(11) 中华人民共和国卫生部. 临床路径管理指导原则(试行). 2009。

(12) 中华人民共和国卫生部. 国家基本公共卫生服务规范. 2011。

(13) 中华人民共和国卫生部. 处方管理办法. 2006。

(14) 中华人民共和国国务院. 护士条例. 2008。

(15) 中华人民共和国卫生部. 健康体检管理暂行规定. 2009。

(16) 中华人民共和国国务院. 中共中央国务院关于深化医药卫生体制改革的意见. 2009。

(17) 中华人民共和国国务院. 关于公立医院改革试点的指导意见. 2010。

(18) 中华人民共和国人民代表大会常务委员会. 中华人民共和国执业医师法. 1999。

（19）中华人民共和国国务院. 医疗机构管理条例. 1994。
（20）中华人民共和国国务院. 麻醉药品和精神药品管理条例. 2005。
（21）中华人民共和国卫生部. 医疗机构麻醉药品、第一类精神药品管理规定. 2005。
（22）中华人民共和国卫生部. 医院感染管理办法. 2006。
（23）中华人民共和国卫生部. 医院感染监测规范. 2009。
（24）中华人民共和国卫生部. 医院管理评价指南. 2008。
（25）中华人民共和国卫生部. 抗菌药物临床应用管理办法. 2012。
（26）中华人民共和国卫生和计划生育委员会. 抗菌药物临床应用指导原则(2015 年版). 2015。
（27）中华人民共和国卫生部. 关于修订住院病案首页的通知. 2011。
（28）中华人民共和国卫生部. 关于修订中医住院病案首页的通知. 2011。
（29）中华人民共和国卫生部. 卫生部关于印发《电子病历系统功能应用水平分级评价方法及标准(试行)》的通知. 2011。
（30）中华人民共和国全国人民代表大会常务委员会. 中华人民共和国电子签名法. 2015。
（31）中华人民共和国公安部公共信息网络安全监察局. 信息安全等级保护. 2004。
（32）中华人民共和国卫生部. 国家卫生统计信息网络直报管理规定(试行). 2008。
（33）中华人民共和国卫生部. 健康中国 2020 战略研究报告. 2012。
（34）中国医院协会. 2007 年患者安全目标. 2006。
（35）涂建萍. 医院管理制度. 北京：化学工业出版社，2005。

0.8.2 功能规范

（1）中华人民共和国卫生部. 卫生部关于印发《医院信息系统基本功能规范》的通知. 2002。
（2）中华人民共和国卫生部. 电子病历系统功能规范(试行). 2010。
（3）中华人民共和国国家中医药管理局. 中医医院信息系统基本功能规范. 2011。
（4）中华人民共和国国家中医药管理局. 中医电子病历基本规范. 2010。
（5）中华人民共和国卫生部. 卫生部关于印发《电子病历系统功能应用水平分级评价方法及标准(试行)》的通知. 2011。
（6）中华人民共和国卫生部. 远程医疗信息系统基本功能规范(WS/T XXXXX—2012). 2012。
（7）上海市卫生局. 上海市电子病历应用功能规范实施细则. 2011。
（8）中华人民共和国卫生部. 医院信息管理系统基本功能规范. 2002。

0.8.3 技术规范

（1）中华人民共和国卫生部. 基于电子病历的医院信息平台技术规范(WS/T 447—2014). 2014。
（2）中华人名共和国卫生和计划生育委员会. 医院信息互联互通标准化成熟度测评方案(2015 年版). 2015。

(3) 中华人民共和国卫生部. 卫生系统电子认证服务体系系列规范. 2012。

(4) 中华人民共和国卫生和计划生育委员会. 远程医疗信息系统技术规范(WS/T XXXXX—2014). 2014。

(5) 中华人民共和国卫生部. 卫生信息共享文档规范(WS/T XXX—2012). 2012。

(6) 中华人民共和国卫生部. 电子病历共享文档规范(WS/T XXXXX—2013). 2012。

(7) 中华人民共和国卫生部. 临床输血技术规范. 2000。

(8) 中华人民共和国卫生部. 基于电子病历的医院信息平台建设技术解决方案(V1.0). 2011。

0.8.4 其他标准

(1) 电子病历基本数据集(WS 445—2014)。

(2) 卫生信息数据元目录(WS 363—2011)。

(3) 卫生信息数据元值域代码(WS 364—2011)。

(4) 城乡居民健康档案基本数据集(WS 365—2011)。

(5) 基本信息基本数据集(WS 371—2012)。

(6) 疾病管理基本数据集(WS 372—2012)。

(7) 医疗服务基本数据集(WS 373—2012)。

(8) 卫生管理基本数据集(WS 374—2012)。

(9) 疾病控制基本数据集(WS 375—2012)。

(10) 儿童保健基本数据集(WS 376—2013)。

(11) 妇女保健基本数据集(WS 377—2013)。

(12) 世界卫生组织. 国际疾病分类(ICD-9)。

(13) 世界卫生组织. 疾病和健康有问题的国际统计分类(ICD-10)。

(14) HL7 V2&V3 CDA。

(15) 医疗信息系统集成(Integrating the Healthcare Enterprise,IHE)。

(16) 国际标准化组织 TC-212 技术委员. ISO15189—医学实验室认证(2003). 2003。

(17) National Electrical Manufacturers Association. Digital Imaging and Communications in Medicine (DICOM). 2004。

0.9 其他说明

(1) 本规范不包括区域网络运行平台建设技术规范的内容,具体参见国家卫生和计划生育委员会及上海市相关技术规范。

(2) 本规范中,针对不同业务系统之间的数据交换格式及接口标准建议参考国际HL7标准。

(3) 本规范中,涉及不同业务系统之间的数据共享和数据接口部分建议参考国家卫生和计划生育委员会《医院信息互联互通标准化成熟度测评方案(2015)》《基于电子病历的医院信息平台建设技术解决方案》,保证未来业务系统的可扩展性。

(4) 本规范中,针对互联互通的具体功能要求,在实现的过程中需考虑未来平台建设、能够接入院内平台或者区域平台的要求。

(5) 本规范中，关于数据标准化和数据质量相关要求，具体实施可根据医院的具体情况确定数据治理的原则和流程，以保证主数据的准确性和一致性。

(6) 本规范虽然独立建章、分篇描写，但提倡信息系统内部以及各个相关信息系统之间除实现数据交互、信息共享外，关注通过消息提醒、事件触发等技术手段、应用软件来加强业务协同，实现诸如危急值管理、抗菌药物应用管理、任务提醒等功能，通过统一平台的协同管理整合医疗机构内各项业务、管理工作中产生的数据与信息，以使各种资源能够对目标或事务的需要作出及时的响应并突破各种障碍实现一致性协作。当然，这些业务协同可分步骤完成，也可通过平台模式实现医疗机构的业务互操作性。

(7) 虽然本规范并未包括医院信息集成平台和临床数据中心以及数据仓库的建设功能描述，但是信息平台建设已经成为未来医院信息化建设的热点，因此在此建议医院在信息化规划时考虑以平台应用模式来构建和完善医院信息系统建设，通过相关技术手段实现业务系统的流程整合，从而保证业务流程的互联互通和信息的及时反馈，驱动医院业务的流程化管理。建议可通过建设临床数据中心来满足医院对数据驱动的需求，从而强化临床、科研、教学的业务信息化，提高数据利用效率，加快数据转化的价值体现；建议可通过管理数据中心的建设，提高医院管理水平，支持科学决策，满足医院精细化管理要求。

第1章 统一登录认证管理系统

1.1 定义

统一登录认证管理系统是指用于各级各类医院协助信息管理部门对各应用系统中分散的用户和权限资源进行统一、集中管理的计算机应用软件。实现对用户的统一身份鉴别与认证管理,便于用户采用统一的登录账号和验证方式登录到各不同系统。

该系统一般包括用户管理、用户认证、用户授权、用户登录、密码规则设置等功能。

1.2 目标

(1) 便捷辅助信息管理人员进行用户信息和权限资源统一管理,实现一处登录、多处访问。

(2) 简化系统管理人员对用户的身份信息维护。

(3) 提高系统与信息的安全可靠程度。

(4) 跨平台与多种类型的应用系统对接。

1.3 流程图

1.3.1 功能示意图

略。

1.3.2 业务流程图

统一登录认证管理系统业务流程见图 1.1。

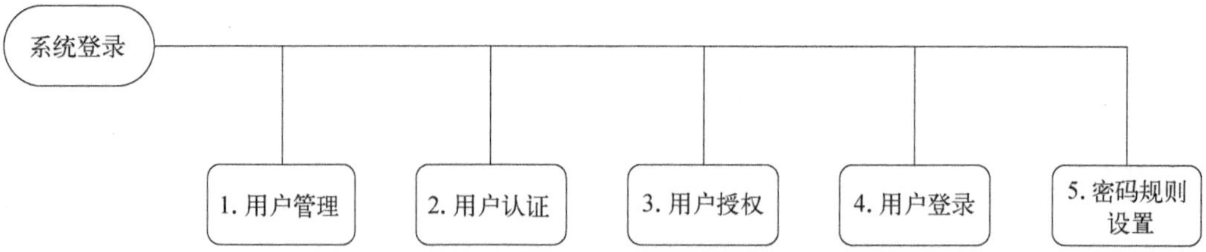

图 1.1 统一登录认证管理系统业务流程图

1.4 功能列表

统一登录认证管理系统功能模块见表 1.1。

表 1.1 统一登录认证管理系统功能模块一览表

序　号	功　能　模　块
1	用户管理
2	用户认证
3	用户授权
4	用户登录
5	密码规则设置

1.5 功能描述

1.5.1 用户管理

支持统一身份认证用户的新增、修改、停用、恢复等。用户信息应包括用户名、姓名、密码、有效期、手机号、邮箱、安全认证提问信息等。

1.5.2 用户认证

支持统一的用户认证服务，可通过用户认证中心或用户主数据数据源提供用户认证功能。

(1) 系统支持规范的用户认证，如用户名/密码、数字证书、指纹识别等。

(2) 采用用户名/密码登录应符合密码设置规则。

(3) 第三方应用系统进行登录验证时，统一向系统发送验证请求，支持通过系统统一授权实现用户认证。

(4) 支持电子签名，符合《电子签名法》要求，电子签名可以被第三方验证，具有完整性校验和可追溯性校验功能。

1.5.3 用户授权

(1) 业务系统列表：支持显示业务系统信息，如系统名称、系统路径、描述、系统类型、版本、开发商等；支持业务系统信息的添加、修改、删除、恢复等；支持系统图标绑定，可根据业务系统物理地址自动匹配图标；支持查看业务系统相应的角色。

(2) 为统一身份认证用户、业务系统角色授权。

(3) 有条件的可通过服务写入业务系统用户及角色权限。

(4) 支持维护角色及权限。

(5) 支持同步角色及权限到业务系统。

1.5.4 用户登录

用户统一身份登录系统，界面显示已经授权的业务系统列表，用户点击相应的业务系统，进入该系统开始工作。

1.5.5 密码规则设置

（1）系统采用用户名/密码认证方式时，提供用户修改初始密码，提供密码强度认证规则验证功能，避免用户使用过于简单的密码。

（2）系统支持设置密码有效期，用户使用超过有效期的密码不能登录系统。

（3）支持设置账户锁定阈值次数，并提供用户多次登录错误时，自动锁定该账户，支持系统管理员有权限解除账户锁定。

（4）系统采用用户名/密码认证方式时，支持系统管理员有权限重置密码。

1.6 数据交互

提供业务系统与统一身份认证系统的交互服务功能，能够通过注册服务把业务系统信息（业务系统编码、业务系统名称、系统状态）、业务系统权限（权限代码、权限名称、权限选项等）、业务系统用户（用户代码、用户名称）注册到统一身份认证管理系统，同时提供查询服务，根据配置权限可以查询到已经注册到统一身份认证管理系统权限、用户和业务系统情况。

1.6.1 注册服务

（1）支持业务系统信息注册。

（2）支持业务系统权限信息注册。

（3）支持业务系统用户注册。

1.6.2 查询服务

支持获取用户在业务系统的权限、获取已注册的业务系统列表、获取已注册的业务系统权限列表。

1.6.3 验证服务

支持登录安全验证、统一登录验证。

1.7 相关说明

略。

第2章 日志审计系统

2.1 定义

日志审计系统是指用于各级各类医院协助信息管理部门对系统用户的操作行为进行管理、监控、分析的计算机应用软件。实现各类系统事件的追溯，提高信息系统安全性。

该系统一般包括系统级日志记录、功能级日志记录、数据级日志记录、日志审计分析、日志审计规则设置等功能。

2.2 目标

(1) 实现信息系统内部安全相关行为的实时记录和收集。

(2) 提供多维度、跨系统的关联分析。

(3) 遵从信息系统安全性的各类法律法规。

2.3 流程图

2.3.1 功能示意图

略。

2.3.2 业务流程图

日志审计系统业务流程见图2.1。

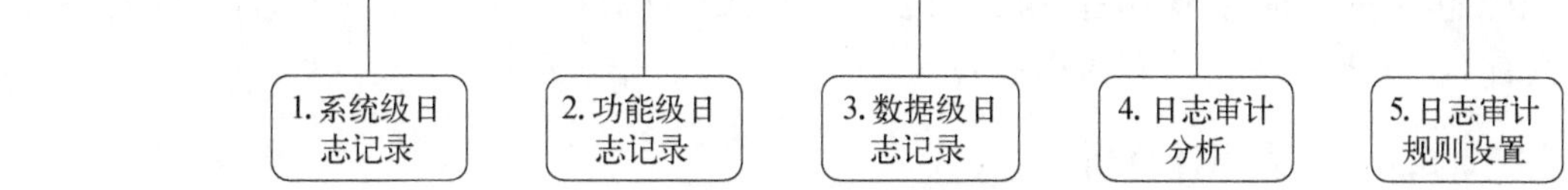

图2.1 日志审计系统业务流程图

2.4 功能列表

日志审计系统功能模块见表 2.1。

表 2.1 日志审计系统功能模块一览表

序号	功能模块
1	系统级日志记录
2	功能级日志记录
3	数据级日志记录
4	日志审计分析
5	日志审计规则设置

2.5 功能描述

2.5.1 系统级日志记录

(1) 支持对系统的基本操作行为进行审计,如用户登录系统(登录方式,如用户名/密码、数字证书、指纹认证等)、修改密码等关键操作,自动生成、保存使用日志,并提供按用户追踪查看其所有操作的功能。

(2) 日志审计记录内容应至少包括事件的日期和时间、级别、用户、类型、审计关键信息、事件是否成功等。

2.5.2 功能级日志记录

(1) 支持对应用系统的任何操作自动生成、保存审计日志[至少包括操作时间、操作者、操作内容、MAC 物理地址、IP、计算机名等],支持根据审计项目跟踪查看其所有操作者的所有操作行为。

(2) 支持系统如电子病历的创建、修改、删除等任何操作自动生成、保存审计日志。

2.5.3 数据级日志记录

(1) 支持对系统性关键数据(如患者隐私、统方数据等)的创建、修改、删除等任何操作自动生成、保存审计日志(至少包括操作时间、操作者、操作内容、MAC、IP、计算机名等),提供按审计项目跟踪查看其所有操作者的所有操作行为。

(2) 支持对临床数据中心数据创建、修改、删除等任何操作自动生成、保存审计日志(至少包括操作时间、操作者、操作内容、MAC、IP、计算机名等),提供根据审计项目跟踪查看其所有操作者的所有操作行为。

2.5.4 日志审计分析

(1) 支持授权用户通过审计查阅工具进行审计数据的查询,审计数据应易于理解。

(2) 具备审计日志数据的完整性保护,应保证审计日志无法删除、修改或覆盖。

(3) 提供在线日志分析和警示功能,用户可灵活定义需要展现的警示内容。

(4) 支持自定义各种可疑行为、违规行为,根据规则捕获各种用户访问应用操作行为中的行为数据,实现异常行为的关联分析。

(5) 支持种类齐全的统计分析策略,并生成多类详尽的安全报告,便于安全管理员从多个角度进行有效的关联分析。

2.5.5 日志审计规则设置

(1) 支持日志审计记录保存时限设置。

(2) 支持对关键操作设置,对关键审计记录永续保存。

(3) 支持日志审计信息的导出、导入功能。

2.6 数据交互

与各个业务系统交互:获取各业务系统的详细数据信息。

2.7 相关说明

略。

第3章 主数据与医疗术语管理系统

3.1 定义

主数据与医疗术语管理系统是指用于各级各类医院相关部门对医院内信息系统的基础数据进行统一维护、集中管理的计算机应用软件。

该系统一般包括主数据管理、主数据域管理、主数据映射、主数据注册、主数据审核、主数据订阅、主数据发布、业务系统管理等功能。

3.2 目标

(1) 便捷辅助相关人员对基础数据及医疗术语进行统一维护和集中管理。

(2) 集中管理基础数据及相关信息,保证不同业务系统之间基础数据及相关信息的一致性。

(3) 为各个业务系统提供主数据共享服务,保证主数据的开放性。

3.3 流程图

3.3.1 功能示意图

主数据与医疗术语管理系统功能见图3.1。

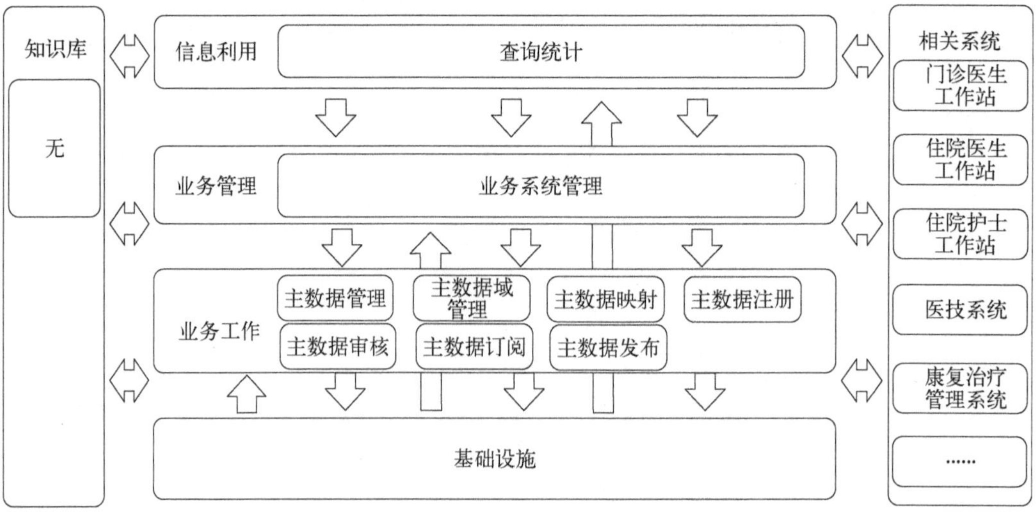

图3.1 主数据与医疗术语管理系统功能示意图

3.3.2 业务流程图

主数据与医疗术语管理系统业务流程见图 3.2。

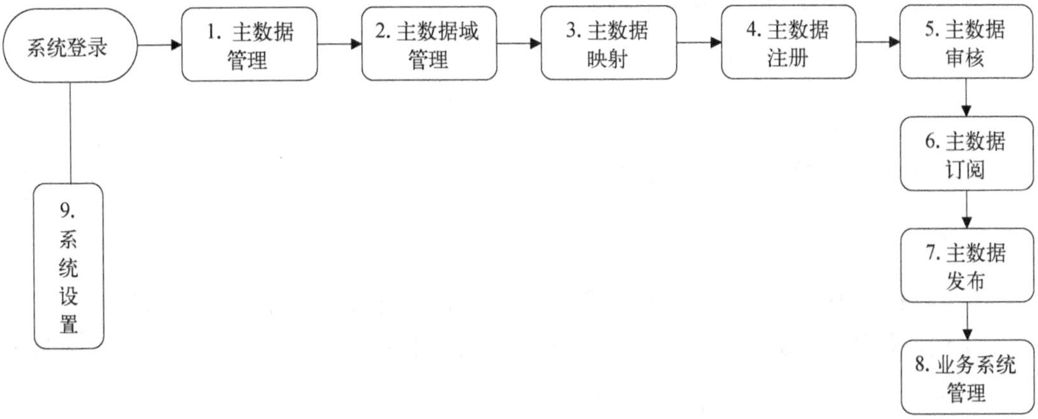

图 3.2 主数据与医疗术语管理系统业务流程图

3.4 功能列表

主数据与医疗术语管理系统功能模块见表 3.1。

表 3.1 主数据与医疗术语管理系统功能模块一览表

序号	功能模块
1	主数据注册
2	主数据域管理
3	主数据映射
4	主数据注册
5	主数据审核
6	主数据订阅
7	主数据发布
8	业务系统管理
9	系统设置

3.5 功能描述

3.5.1 主数据管理

(1) 支持对业务系统基础数据进行建模，对多个业务系统之间需要共享的数据进行清洗，形成可在系统之间共享的记录。

(2) 提供各类用户数据字典的唯一标识和基本信息创建、修改、注销等维护功能，如科室、病区、职工、药品、收费项目等。

(3) 支持任意设定编码分类级次和分类段,有编码的手工处理和自动生成两种方式可供选择。

(4) 提供主数据版本管理功能,主数据更新时,应当确保原有主数据的继承与使用。

(5) 支持自定义医院主数据编码规则。

3.5.2 主数据域管理

(1) 支持维护主数据域的类别,如性别、民族等。

(2) 支持新增、修改、查询主数据域。

3.5.3 主数据映射

(1) 支持维护基础数据的基准数据,并将各关联系统相关数据与基准数据进行映射。

(2) 支持建立主数据与标准编码术语和主数据的对照表,并开发相应的检索和数据映射功能。

(3) 支持新增、编辑、审核、设置基准、取消基准、映射及发布基准等。

(4) 支持对异源数据的对照、撤销对照、修改等。

3.5.4 主数据注册

(1) 支持建立基础数据注册库。

(2) 支持主数据的注册,注册时支持数据校验,以保证数据符合规范要求。

(3) 支持订阅发布机制。

3.5.5 主数据审核

支持修改或者新增后的主数据可以审核后再发布使用。

3.5.6 主数据订阅

(1) 支持需要主数据的系统在主数据管理系统中订阅需要的主数据。

(2) 当被订阅的主数据发生更改时,支持通知订阅者系统。

(3) 支持订阅信息的新增、修改、删除等。

3.5.7 主数据发布

(1) 支持查询服务:根据订阅的查询条件,获得满足条件的完整主数据。

(2) 支持以服务的方式把统一、完整、准确的主数据按订阅规则分发给医院范围内需要使用这些数据的业务系统、业务流程,支持定时发送、数据补发。

(3) 支持数据导出,支持多种格式的数据库或文本形式的主数据导出。

3.5.8 业务系统管理

支持对主数据管理的数据来源系统和需要订阅数据的系统进行统一管理,保证主数据系统应用安全。

3.5.9 系统设置

(1) 用户设置：支持对访问主数据的用户基本信息进行维护，如账号、密码、姓名、科室、关联角色等。提供新增、修改、删除、停用等管理功能。

(2) 角色设置：支持对角色信息及对应角色权限进行维护，如角色名称、角色权限配置等，提供新增、修改、删除等管理功能。

(3) 系统参数：为便于系统的维护，支持系统设置在运行中可以调整的系统参数。

3.6 数据交互

与医生工作站、护士工作站、检查检验科室、治疗科室、手术麻醉系统等业务系统交互：为各业务系统提供多种基础数据访问方式，包括对新数据的注册服务，同时该服务对数据的有效性进行验证；调用系统发布的服务，将最新的术语和主数据发布到需要调用的业务系统中；能够根据查询的术语和主数据名称获取到该术语和主数据最新的完整数据。

3.7 相关说明

在医院信息系统中，主数据特指医院业务系统的关键基础数据中用于跨系统共享的部分，通常包含医学术语。本规范术语特指医疗相关的术语及行业标准。

(1) 术语和主数据管理中的数据可包括国家标准数据、行业标准数据、地方标准数据和用户数据。

(2) 主数据编码规则：① 术语和主数据编码应该遵循和应用已有的国家标准、行业标准、部颁标准、省级标准；② 无上述标准的，必须自定义的应参照相关标准的编码原则进行扩充，已应用的自定义术语和主数据应有与标准术语和主数据可靠的对照表，以及检索和数据转换程序。

第4章 临床知识库管理系统

4.1 定义

临床知识库管理系统是指用于各级各类医院协助业务管理人员完成知识库内容整理、维护、发布、设置等各项管理工作的计算机应用软件。

该系统一般包括各类知识库管理、判别规则、内容检索、应用发布等功能。

4.2 目标

(1) 便捷辅助业务管理人员完成知识库内容管理工作。

(2) 对其他业务系统中的判别、提醒、警示提供支持。

(3) 与医院内的其他应用系统实现数据交互和信息共享。

4.3 流程图

4.3.1 功能示意图

临床知识库管理系统功能见图4.1。

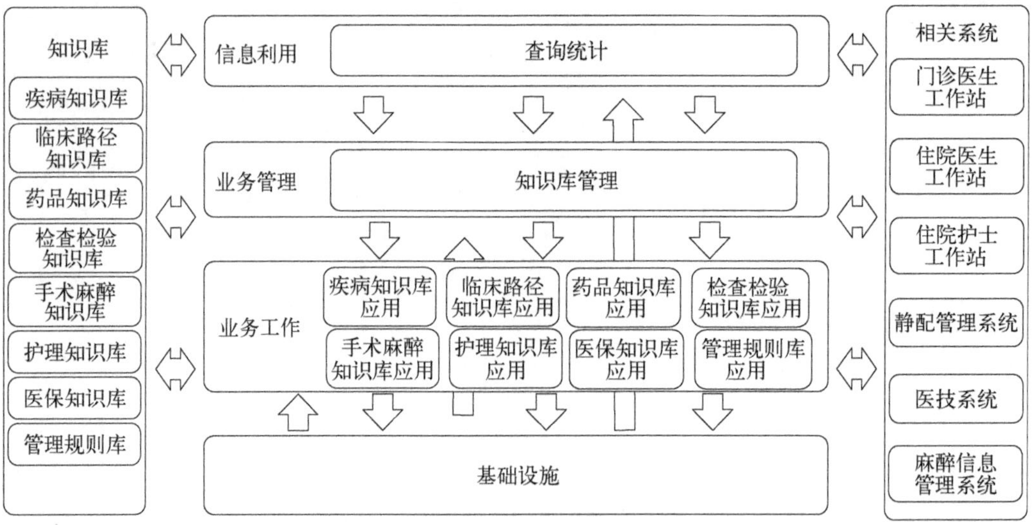

图4.1 临床知识库管理系统功能示意图

4.3.2 业务流程图

临床知识库管理系统业务流程见图 4.2。

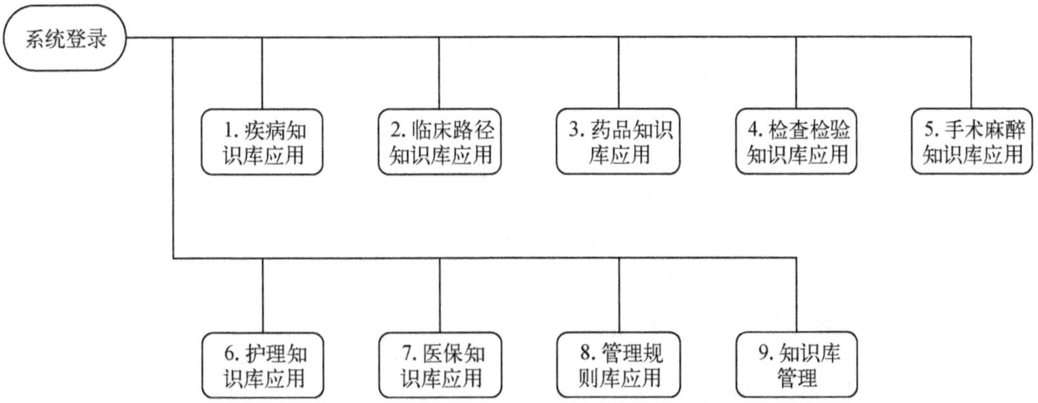

图 4.2 临床知识库管理系统业务流程图

4.4 功能列表

临床知识库管理系统功能模块见表 4.1。

表 4.1 临床知识库管理系统功能模块一览表

序号	功能模块
1	疾病知识应用
2	临床路径知识应用
3	药品知识应用
4	检查检验知识应用
5	手术麻醉知识应用
6	护理知识应用
7	医保知识应用
8	管理规则应用
9	知识库管理

4.5 功能描述

本规范所定义的知识库主要包括：具有代表性权威的诊断标准、诊疗指南、护理指南、检验检查行为标准等。

4.5.1 疾病知识应用

提供各类专科系统的疾病信息，包括疾病名、英文名、别名、疾病分类、ICD 号、概述、流行病学、病因、发病机制、临床表现、并发症、实验室检查、其他辅助检查、诊断、鉴别诊断、治疗、预防、预后、相关药品、相关检查、相关循证等。

（1）支持疾病知识的维护管理。

（2）支持根据关键词搜索相关的疾病知识。

（3）支持知识库的联机检索、随时调阅。

（4）支持结合临床工作情景联机检索相关知识库内容。

（5）支持联机检索外部网络知识库。

（6）支持疾病知识库的更新。

4.5.2 临床路径知识应用

（1）支持根据疾病名称或诊断检索路径。

（2）支持路径的入径、疗程、出径评估的知识提醒。

（3）支持路径医嘱超期自动提醒。

（4）支持查询路径定义的诊疗指南。

4.5.3 药品知识应用

提供药品信息，包括药品名称、英文名称、别名、科目分类、药品剂型、药理作用、药动学、适应证、禁忌证、注意事项、不良反应、用法用量、药物相互作用、专家点评、相关疾病等。

（1）支持《中华人民共和国药典》查询。

（2）支持药品标准说明书以及各厂家药品说明书查询。

（3）支持抗菌药物临床应用指导原则查询。

（4）支持药物过敏审查。

（5）支持患者用药相互作用的审查，包括新开药物之间、新开药物与当前用药之间的相互作用。

（6）支持中草药处方审查，支持判断处方中是否存在配伍禁忌等，如中药十八反、十九畏等。

（7）支持药物剂量合理性审查，支持考虑老年人、儿童及孕妇等特殊人群的年龄、体重与病情等个体因素。

（8）支持药物与患者疾病之间是否存在禁忌证的审查。

（9）支持病理生理配伍禁忌审查。

（10）支持根据患者怀孕、哺乳状况对药物进行禁忌审查。

（11）支持重复用药审查，包括药品名称、药物成分以及药品类别重复的情况。

（12）支持注射液体外配伍审查，如是否存在颜色改变、沉淀、混浊、微粒增加及酸碱性变化等不良理化改变。

（13）支持给药途径合理性审查，如是否存在药物剂型与给药途径不符以及药物成分不适合指定的给药途径。

（14）支持高警示药品定义，开立医嘱时有相关提醒，支持毒麻药品使用剂量及注意事项查询。

（15）支持知识库的联机检索、随时调阅。

（16）支持结合临床工作情景联机检索相关知识库内容。

(17) 支持联机检索外部网络知识库。

(18) 支持药品知识库的更新。

4.5.4 检查检验知识应用

提供各类检查、检验项目信息,包括每一种检查、检验项目涉及名称、缩写、正常值、临床意义、原理、试剂、操作方法等内容。

(1) 支持检查检验项目的适应证、所需条件、与疾病的相关性知识的提示,在开立医嘱时可提供针对性提醒。

(2) 提供检查检验项目与诊断、性别、药品等的相关性知识,在开立医嘱时可提供针对性提醒。

(3) 支持与患者用药、生理周期、检验项目等相关联的自动核对,避免获得不正确标本。

(4) 支持检查检验结果的参考值提示,可自动判断结果与参考值比较是否正常。

(5) 提供检查项目的测量参数结果,可给出正常值范围并给出结果是否在范围内的判断。

(6) 支持根据检验结果、历史检验情况自动进行报告是否需要人工审核的判断,可根据性别、年龄、诊断、历史检验结果等情况自动给出检验结果性质的判断。

(7) 支持知识库的联机检索、随时调阅。

(8) 支持结合临床工作情景联机检索相关知识库内容。

(9) 支持联机检索外部网络知识库。

(10) 支持检查检验知识库的更新。

4.5.5 手术麻醉知识应用

(1) 支持结合麻醉术前访视结果,完成麻醉术前智能评估及评分。

(2) 支持术中预警:在术中提供独立的界面,对本手术间床位进行信息监控,当患者出现异常体征时能弹出消息窗发出警示。

(3) 支持各类麻醉评分:提供麻醉 Steward 苏醒评分、疼痛评分、急性生理与慢性健康评分(acute physiology and chronic health evaluation,APACHE 评分)、介入治疗评价系统(therapeutic intervention scoring system,TISS)、麻醉恢复评分(postanesthesia recovery score,PRAS)等多种评分标准。

4.5.6 护理知识应用

(1) 支持建立健康宣教知识库(如药物宣教、疾病护理宣教等),方便护士查询、打印健康宣教信息及用药安全知识。

(2) 支持护理诊疗常规等指南类知识库的查询。

(3) 支持根据患者体征评估病情危重状态,依据知识库自动提示护理措施及护理级别。

(4) 支持在护理工作中对异常临床数据的集中警示,如异常化验指标、异常体征数据等。

4.5.7 医保知识应用

医保知识库包含医保政策信息、医保监控知识。医保政策知识包含疾病目录、药品目录、诊疗目录、医疗机构起付线、医保分档结算模型、各险种的费用限额等内容。医保监控知识是针对医疗保险政策执行过程中容易出现的各种违规信息而设定的监控行为，分为过度医疗服务行为监控、违规行为监控、医疗机构费用监控三大类。

(1) 支持联机检索医保政策。

(2) 支持对医生不符合医保政策的医嘱行为进行监控警示。

(3) 支持根据药品价格、医疗保险政策等因素自动推荐合理诊疗方案、可用诊疗项目、可用药品、可用卫生材料。

(4) 支持根据医疗机构的医保政策调整提醒内容。

(5) 支持知识库的联机检索、随时调阅。

(6) 支持结合临床工作情景联机检索相关知识库内容。

(7) 支持医保知识库的更新。

4.5.8 管理规则应用

(1) 支持医院规章制度的设置、查询。

(2) 支持规章制度的更新及版本控制。

4.5.9 知识库管理

提供知识库内容的创建、维护、授权等管理功能。

(1) 支持知识库目录结构，可以自定义目录排序。

(2) 支持知识的在线编辑，可以实现文字、表格、图片、多媒体的富文本编辑。

(3) 支持既往典型病例、外部科技文献存入临床资料库。

(4) 支持知识关联，新建知识后，系统会自动或手动为知识生成唯一编号，通过知识唯一编号，实现知识与相关知识、参考文献、文档、图片及其他格式附件进行关联。

(5) 提供版本控制功能，用户可以签出且锁定知识，签入知识时自动形成历史版本，同时支持历史版本的查看、回退与下载。

(6) 支持知识的锁定保护，文档作者和管理权用户可将文档锁定，确保文档不被随意修改。当文档需要修改或删除时，可以解锁，保证文档的正常操作。

(7) 支持知识审计，通过审计跟踪系统内部所有知识的操作情况。

(8) 支持知识审核管理，当启动审核功能后，知识需要审核才能使用。

(9) 支持提供权限控制机制，可针对用户、部门及岗位进行细粒度的权限控制，控制用户的管理、浏览、阅读、编辑、下载、删除、打印、订阅等操作，实现知识安全共享。

(10) 支持知识库的联机检索、随时调阅。

(11) 支持结合临床工作情景联机检索相关知识库内容。

(12) 提供与外部知识库内容同步维护接口。

4.6 数据交互

4.6.1 与业务系统集成

(1) 支持从业务系统(医生工作站、护士工作站、手术麻醉、重症监护等)获取病基本信息、当前诊疗信息、既往诊疗信息。

(2) 支持将各类知识库信息、辅助诊断信息反馈到业务系统。

(3) 支持医生工作站、护士工作站、检查检验系统、治疗处置系统的信息交互，将诊疗、药品、疾病、检查检验等知识进行有效的交互参照。

(4) 支持各业务系统根据患者电子病历记录的诊疗信息，在医疗活动中联机检索与患者诊断相关的临床诊疗常规知识。

(5) 支持在业务系统中高危治疗项目警示信息维护，在申请治疗或制订治疗方案时依据知识库发送警示信。

(6) 支持在医疗活动中获取患者在其他医疗机构进入的临床路径、用药、检查信息，依据知识库实现全局的临床路径管理与控制、合理用药监测审查、重复检查提醒等功能。

4.6.2 临床辅助决策

根据患者的症状，通过分析决策引擎，推断出患者的疾病，并提供合适的治疗方案，供医护人员参考。在医生确诊并开出处方或处置以后，对疾病、处方以及处置进行分析，与知识库中的规则进行比对，确认处方、处置的安全可靠性，如果有异常，则发出警报，对医护进行提醒，减少或避免医疗事故的发生，从而提升医疗服务质量。

(1) 支持开立医嘱时，多参数(药品、性别、年龄、检验等)的自动检查提醒。

(2) 支持医嘱下达时核对以往药疗记录、院外用药记录以及药敏情况(要求院外的用药记录和药敏数据能传入并可被计算机自动处理)。

(3) 支持根据体征数据自动提示护理措施。

(4) 支持在医嘱执行过程中(产生执行单、床旁确认等过程)是否有根据检验结果判断当前执行的药疗医嘱是否恰当，对于不恰当的用药给予提示。

(5) 支持根据临床指南、生命体征参数给出对应的治疗建议。

(6) 支持在给出知识建议的同时，能够关联对应的解释、处理建议，以及推导的依据等内容。

(7) 支持根据系统给出的临床决策，联机检索相关知识库。

(8) 支持医生遵从或忽略系统给出的临床决策，但忽略时应录入相关理由。

(9) 支持临床辅助知识库的更新。

4.7 相关说明

略。

第5章 挂号收费系统

5.1 定义

挂号收费系统是指用于各级各类医院辅助门急诊收款操作人员为患者提供挂号收费服务、管理的计算机应用软件。

该系统一般包括患者信息管理、账户管理、挂号、收费、退号、换号、退费、操作员结账、统计查询、财务凭证等功能。

5.2 目标

(1) 便捷辅助挂号、收费人员完成患者就诊过程中的挂号、缴费所涉及的各项业务工作。

(2) 实现票据统一管理,为财务核算提供数据依据。

(3) 方便完成挂号、缴费科室的各种报表和统计工作。

(4) 与医院内的其他应用系统实现数据交互和信息共享。

5.3 流程图

5.3.1 功能示意图

挂号收费系统功能见图5.3。

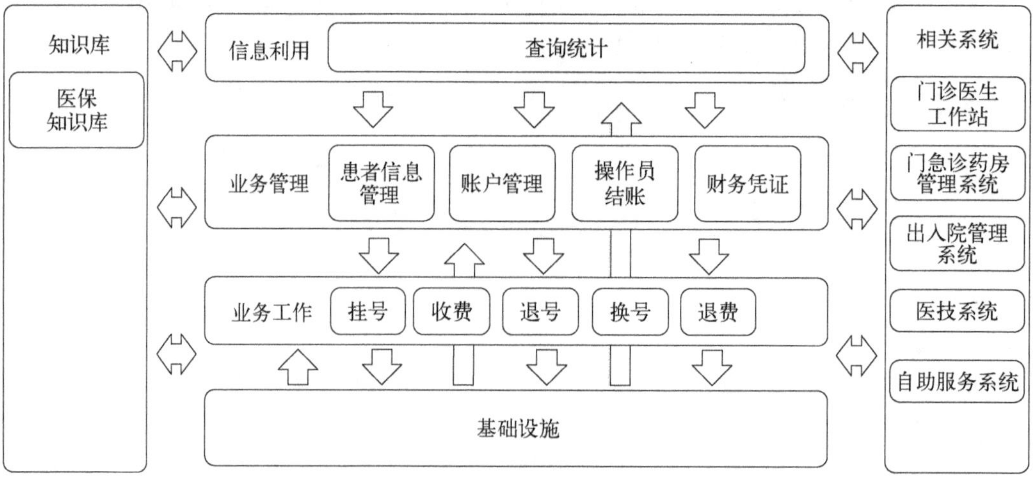

图5.3 挂号收费系统功能示意图

5.3.2 业务流程图

挂号收费系统业务流程见图 5.2。

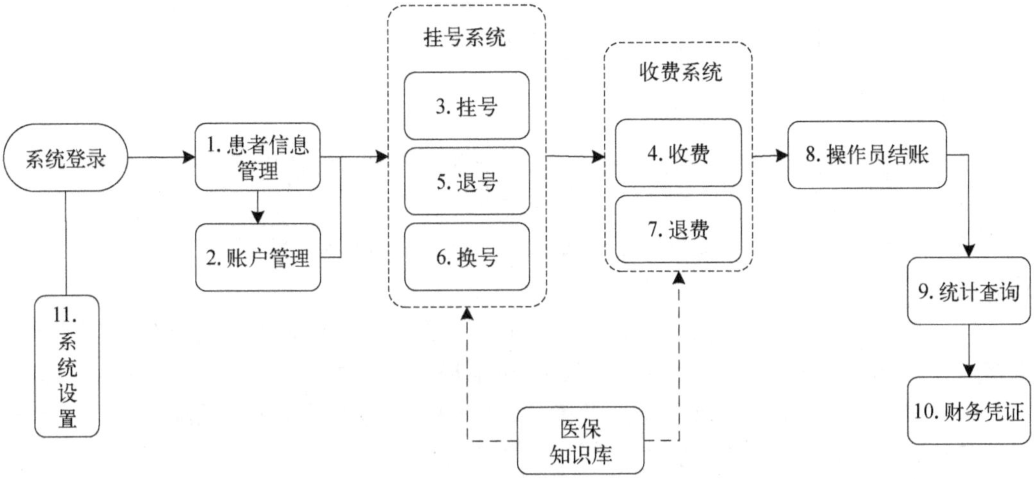

图 5.2 挂号收费系统业务流程图

5.4 功能列表

挂号收费系统功能模块见表 5.1。

表 5.1 挂号收费系统功能模块一览表

序　　号	功　能　模　块
1	患者信息管理
2	账户管理
3	挂号
4	收费
5	退号
6	换号
7	退费
8	操作员结账
9	统计查询
10	财务凭证
11	系统设置

5.5 功能描述

5.5.1 患者信息管理

(1) 提供患者实名制认证登记功能，支持通过读取患者的医保卡或二代身份证，获取患者基本信息等。

(2) 支持机读设备读取医保卡、身份证等方式辅助操作员建卡,减少手工录入出现的误差。

(3) 支持患者信息的修改、合并、作废处理。

(4) 支持绿色通道管理方法,如患者无法自主提供个人信息,可经由绿色通道先行在系统中进行医嘱、申请单的治疗,后续支持患者信息的补充修改。

5.5.2 账户管理

(1) 支持患者建立预储值账户,并支持对该账户进行充值,以支付患者门诊自付的费用。

(2) 支持现金、支票、汇票、银联卡、第三方(微信、支付宝等)等多种方式向预储值账户充值。

(3) 支持将患者的预储值账户余额进行退还。退还方式可根据医院财务管理和第三方接口设置,退还现金或退还到患者银联卡、微信或支付宝账户中。

(4) 支持对预储值账户进行密码设置、修改密码、密码找回等保障机制。

(5) 支持对预储值账户的挂失、转存、冻结等管理功能。

5.5.3 挂号

(1) 挂号操作人员根据患者请求选择就诊类型(初诊、复诊)、科室、医师,生成挂号信息,打印挂号发票。

(2) 支持医保、公费、自费等多种身份的患者挂号。

(3) 支持医保[含儿童医保(以下简称"儿保")、学生医保(以下简称"学保")]、干部医保(以下简称"干保")、新型农村合作医疗(以下简称"新农合")等多种结算方式。

(4) 支持现金、银联卡 POS 刷卡、储值账户、微信、支付宝等多种支付方式。

(5) 支持窗口挂号、自助挂号、网上挂号、微信挂号等。

(6) 支持挂号语音报价,支持同一患者同时多次挂号结算的合并报价。双屏显示患者挂号信息,并支持患者对挂号操作员的服务进行满意度评价。

(7) 支持非大病医保患者挂定点科室时,系统可进行判断并提示该医保凭证患者无法挂号。

(8) 提供挂号超过有效天数后,支持审核延续挂号效期,以便患者后续就诊。

5.5.4 收费

(1) 支持自动获取或直接录入患者收费信息:包括卡号、姓名、结算类别、临床诊断、医师工号,开方科室名称、执行科室名称、药品、治疗项目名称、数量等,生成相关费用信息。

(2) 支持医保(含学保、儿保)、干保、新农合等多种结算方式。

(3) 支持现金、支票、汇票、银联卡、第三方(微信、支付宝等)等多种支付方式。

(4) 支持收费语音报价,支持同一患者同时多次收费结算的合并报价。双屏显示患者收费处方信息。并支持患者对收费操作员的服务进行满意度评价。

(5) 支持收费时对药品的库存进行判断,如药品库存不足则提示患者到医生工作站更改处方。

（6）支持根据门诊药房的配发药窗口情况进行计算，在发票和门诊双屏上提示患者到某个门诊药房窗口领药。

5.5.5 退号

（1）支持患者按发票或其他确认挂号信息的凭据进行退号处理。

（2）支持退号语音报价功能，并支持双屏显示退号信息。

（3）支持退号控制规则，如已就诊号情况下不允许退号；支持高级别授权用户对挂号进行非控制流程下直接的退号处理。

5.5.6 换号

（1）支持患者对已就诊的挂号信息进行换号处理。

（2）支持对换号产生的差价多退少补。

5.5.7 退费

（1）支持对患者已收费发票进行全部退费和部分退费，部分退费后可将未退费用重新结算并打印发票；部分退费功能如遇医保跨年结算点支持预判是否能补收，如不能补收则要求将费用全部退回后重新在医生工作站录入处方收费。

（2）支持相同患者退费和收费时的合并语音报价，并在双屏上显示患者费用信息。

（3）支持按流程控制退费，药品在药房接收退药后允许退费且按实际接收药品数量退费，医技项目在检查检验科室确认未做后允许退费。

（4）支持允许高级别授权的用户在对发票不判断药品或医技项目状态下进行退费操作。

5.5.8 操作员结账

（1）支持操作员的挂号、退号、收费、退费的合并结账。

（2）支持系统的定时自动结账。

（3）支持操作员的门诊预储值账户充值操作的结账。根据医院管理要求可选择是否和挂号收费合并结账。

（4）支持按财务收费项目定义大类并按大类进行会计项目统计。

（5）结账单支持区分票据段，区分支付方式，区分医保类型的汇总显示。

（6）支持收费处的班组全部结账功能。

（7）支持结账单根据会计项目汇总显示。

（8）支持单张结账单和班组结账单生成财务系统凭证。

5.5.9 统计查询

（1）支持挂号、退号信息统计查询。

（2）支持收费、退费信息统计查询。

（3）支持按发票、患者姓名、患者身份证号、收费日期等多种条件的查询。

（4）支持大额处方等控费规则的查询。

（5）支持收费信息的实时显示，支持票据信息的实时使用信息，支持未收费的已就诊数实时显示。

5.5.10 财务凭证

（1）支持发票领用和使用的记录。
（2）支持生成财务凭证的格式设置。
（3）支持财务凭证生成。
（4）支持财务凭证已生成和未生成分类查询及重新生成财务凭证。
（5）支持对发票的作废和提前。

5.5.11 系统设置

（1）支持多种支付方式共用及支持方式优先级配置。
（2）支持挂号收费时的可用支付方式配置。
（3）支持按患者类型配置可用支付方式及支付方式优先级。
（4）支持挂号科室、专家等资源的配置（普通号源、专家号源、专科号源）。
（5）支持患者初复诊就诊类型的配置和标注。
（6）支持挂号资源配置排班情况。
（7）支持多种挂号费、诊疗费的配置。
（8）支持挂号、退号、收费、退费基础流程配置。
（9）支持挂号发票、收费发票等票据的打印模板设置。

5.6 数据交互

（1）与临床系统交互：如提供患者挂号信息以便在医生工作站就诊；获取医生工作站录入的处方进行缴费。

（2）与医院门急诊药房系统交互：提供患者已收费的处方信息，并通过药房窗口计算以获取领药窗口，在发票打印和双屏上引导患者。

（3）与出入院管理系统交互：提供患者在门诊登记的信息。

（4）与医院检查检验医技系统交互：提供患者已收费处方，供医技系统登记确认患者申请单信息。

（5）与自助服务管理系统交互：提供自助服务所需要的数据，如挂号科目数据，处方缴费明细数据等。

（6）与区域平台交互：患者信息登记时获取患者在区域中的个人信息。

5.7 相关说明

（1）挂号、收费原为两个系统，后为方便患者，业务上都是同窗处理，故在本文档中统一描述。

（2）目前由于各类商业医保尚未规范接口，所以在本文档中暂未列出对接，待商保接口规范后再进行补充。

（3）支持对医保控费知识库及院内支付规则知识库的引用。

（4）支持对医院门诊预付费系统的对接，患者在挂号收费时需要支付的自付费用可通过门诊预付费账户中的余额先行扣除，并支持在医生工作站或医技系统进行优化扣费。

（5）支持对医院门诊后付费系统的对接，患者在挂号时的费用可根据医院需求全部记账或部分记账（医保部分先扣除），患者就诊后可在门诊收费处将记账部分的费用进行结算。

第6章　出入院管理系统

6.1　定义

出入院管理系统是指用于各级各类医院辅助住院部工作人员完成患者入院登记、出院结算业务及管理的计算机应用软件程序。

该系统一般包括入院登记、预交金管理、床位管理、费用审核、患者结算、票据打印、医保控费管理、支付方式配置、欠费规则管理、操作员日报统计、统计查询等功能。

6.1　目标

(1) 便捷辅助住院部工作人员完成出入院等各项业务工作，提高工作效率。
(2) 实现住院费用规范化审核管理。
(3) 方便完成住院部的各种报表和统计工作。
(4) 与医院内的其他应用系统实现数据交互和信息共享。

6.3　流程图

6.3.1　功能示意图

出入院管理系统功能见图6.1。

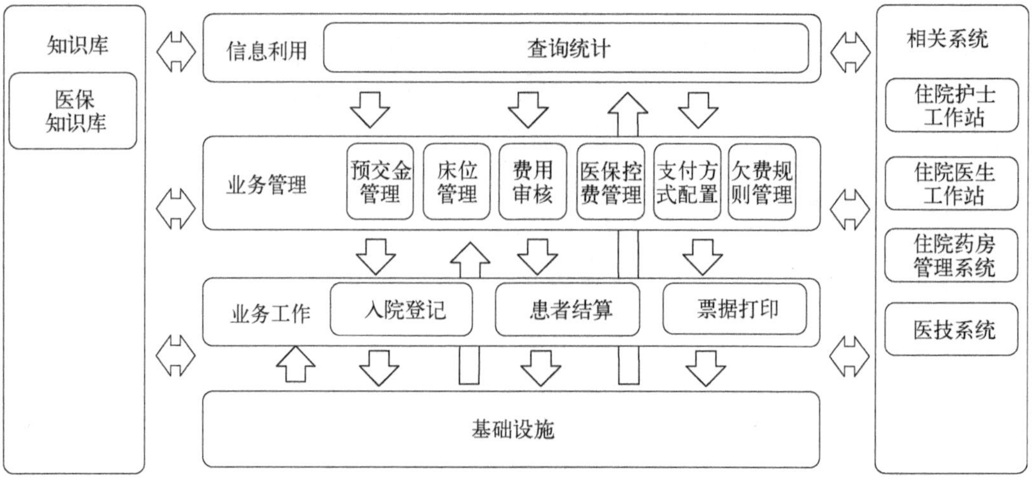

图6.1　出入院管理系统功能示意图

6.3.2 业务流程图

出入院管理系统业务流程见图 6.2。

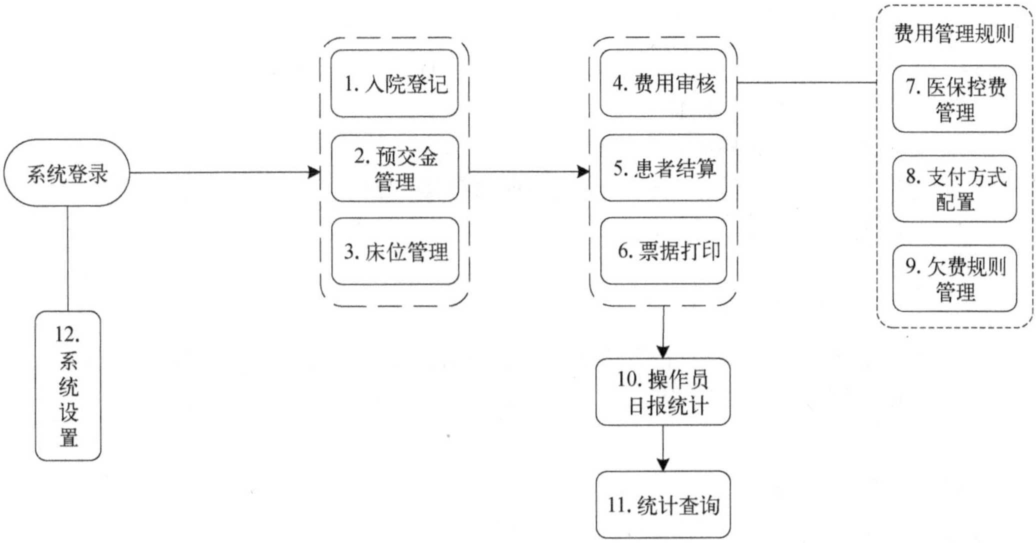

图 6.2 出入院管理系统业务流程图

6.4 功能列表

出入院管理系统功能模块见表 6.1。

表 6.1 出入院管理系统功能模块一览表

序 号	功 能 模 块
1	入院登记
2	预交金管理
3	床位管理
4	费用审核
5	患者结算
6	票据打印
7	医保控费管理
8	支付方式配置
9	欠费规则管理
10	操作员日报统计
11	统计查询
12	系统设置

6.5 功能描述

6.5.1 入院登记

(1) 支持医联卡、医保卡、农合卡等办理入院登记。

(2) 支持住院预约方式的入院登记,并支持对门诊电子住院证的信息导入。

(3) 支持入院登记取消操作。

(4) 支持入院登记的病案首页生成。

(5) 支持对患者信息的补登记以及对医保自费类型修改。

(6) 支持患者床头卡及腕带的打印。

6.5.2 预交金管理

(1) 支持现金、支票、汇票、银联卡、第三方(微信、支付宝等)等支付方式。

(2) 支持使用预充值账户余额。

(3) 支持退预交金。

(4) 支持收据打印。

6.5.3 床位管理

(1) 支持床位预约,预约资源可开放给门诊医生工作站、医院预约中心、医院合作医疗机构等。

(2) 支持床位属性维护,如床位级别、床位费用等。

(3) 支持病床按科别划分管理方式或者全院统一入住交叉混住管理方式。

(4) 支持对床位包床的管理。

6.5.4 费用审核

(1) 支持计费过程中根据预设的费用管理规则,自动判断、处理不合理的计费,如在病区有床位的患者才能记录床位费。

(2) 支持异常费用规则的配置。

(3) 支持退费审核流程。

(4) 支持医嘱、治疗与相关费用的核对,核对通过的方可出院结算。

6.5.5 患者结算

(1) 在预约结算且费用审核通过后支持自助结算模式。

(2) 支持现金、汇票、支票、银联卡、门诊预储值账户余额、第三方(微信、支付宝等)等支付方式,且允许混合支付。

(3) 支持单病种结算和自费项目的独立结算,其他费用正常结算。

(4) 支持中途结算和出院结算。

(5) 支持取消结算操作,允许跨结账期取消结算。

(6) 支持出院结算时对住院医嘱、电子病历、病区护士工作站等未完成必要操作的闭环提醒拦截。

(7) 支持患者结算后,结余的住院预交金原路退回。

6.5.6 票据打印

(1) 结算发票格式符合上海市财务主管部门要求。

(2) 一次结算支持按发票打印规则自动打印发票,并支持新生儿母婴发票分开。

(3) 支持费用清单按指定汇总或明细格式打印。

(4) 支持已结算患者费用清单自助打印和清单补打。

(5) 支持设置打印模板。

(6) 支持住院发票遗失证明打印。

6.5.7 医保控费管理

(1) 支持医保住院限额规则设置及提醒,如年度医保额度设置及提醒。

(2) 支持医保药品和项目审批流程的配置。

(3) 支持单病种费用提示阈值设置。

(4) 支持医保控费平台的接入。

(5) 支持医保项目异常规则设置及提醒。

(6) 支持根据医保规定识别费用可报销部分、不可报销部分,报销部分按实时接口或记账处理,不可报销部分支持现金等多种方式支付。

6.5.8 支付方式配置

(1) 支持多种支付方式共用及支付方式优先级配置。

(2) 支持住院结算时的可用支付方式配置。

(3) 支持按患者类型定义可用支付方式及支付方式优先级。

6.5.9 欠费规则管理

(1) 支持住院患者欠费预警及欠费催款,建议可通过短信、微信、手机应用软件(App)等移动端及时提醒。

(2) 支持配置可欠费项目和药品及可欠费期限、可欠费限额。

(3) 有条件时支持自助住院预交金充值及移动支付欠费。

6.5.10 操作员日报统计

(1) 支持预交金和出院结算的合并日报汇总统计。

(2) 支持系统的定时操作员自动日报统计。

(3) 支持按财务收费项目定义大类并按大类进行会计项目统计。

(4) 日报单据支持区分票据段,区分支付方式,区分医保类型的汇总显示。

(5) 支持出入院处的班组全部结账。

(6) 支持票据分配、领用、作废、使用情况查询。

6.5.11 统计查询

(1) 支持患者预交金记录和结算记录信息按操作时间、操作员、患者病区等条件的统计查询。

(2) 支持出入院处班组工作量统计。

(3) 支持按发票、患者姓名、患者身份证号、收费日期等多种条件的查询。

(4) 支持控费规则费用记录的查询。

(5) 支持床位预约和使用情况查询。

(6) 支持欠费患者和欠费预警查询。

(7) 支持操作员日报单情况统计查询。

(8) 支持财务月度、季度、年度住院、出院核算项目报表生成。

6.5.12 系统设置

(1) 支持出院结算发票、住院预交金收费凭证等票据的打印模板设置。

(2) 支持住院结算时的可用支付方式配置。

(3) 支持多种支付方式共用且支付方式优先级配置。

(4) 支持出院结算、在院结算、欠费结算的基础流程配置。

(5) 支持按多种方式如某一患者、某一病区、全部患者等方式设置住院预交金警戒线。

(6) 支持对特殊医保患者进行特定的统筹累计金额设置,如新疆回沪统筹设置。

6.6 数据交互

(1) 与住院护士工作站交互:如提供患者的住院登记信息供护士工作站入区使用,提供患者的住院结算信息核对,供出入院管理系统结算患者费用使用。

(2) 与住院医生工作站交互:如提供患者的住院登记信息、入院诊断信息等供医师诊疗参考。

(3) 与住院药房系统交互:如提供患者住院期间的药品使用记账信息,供出入院管理系统结算费用使用。

(4) 与检查检验系统交互:如提供患者住院期间各种项目使用的记账信息,供出入院管理系统结算费用使用。

6.7 相关说明

略。

第7章 自助服务系统

7.1 定义

自助服务系统是指用于各类各级医院公共服务区域自助设备内，为患者提供预约、充值、挂号、收费、查询等多用途自助式操作的计算机应用软件。

该系统一般包括银医服务、多媒体导医服务、自助报告打印、满意度调查、对账管理、统计查询等功能。

7.2 目标

(1) 满足患者的就医自助服务，具备自助流程普适性。

(2) 实现银联卡POS消费、储值账户、区域结算平台等多种诊疗结算模式，方便患者就诊。

(3) 有效利用资源，提高门急诊服务能力和服务水平。

(4) 减少患者无效往返，缩短患者等候时间，缓解患者焦虑情绪。

7.3 流程图

7.3.1 功能示意图

自助服务系统功能见图7.1。

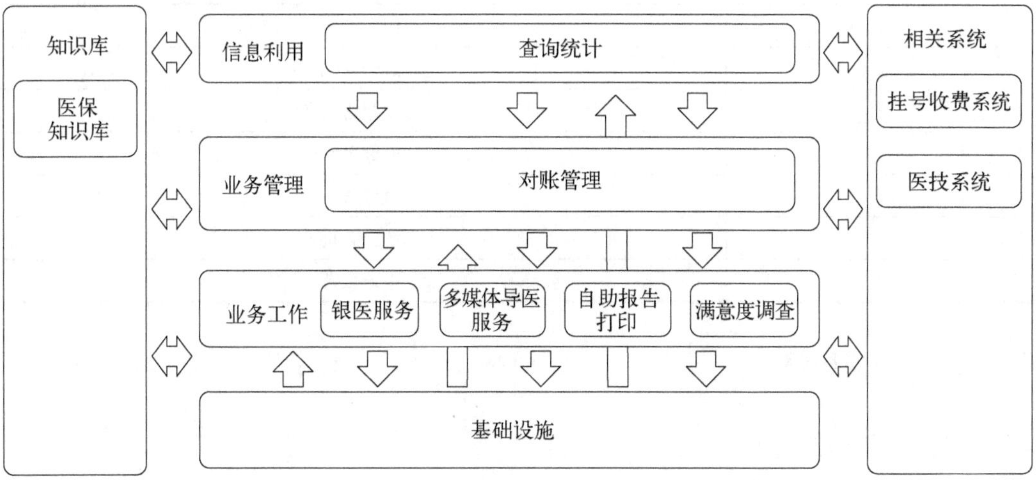

图7.1 自助服务系统功能示意图

7.3.2 业务流程图

自助服务系统业务流程见图 7.2。

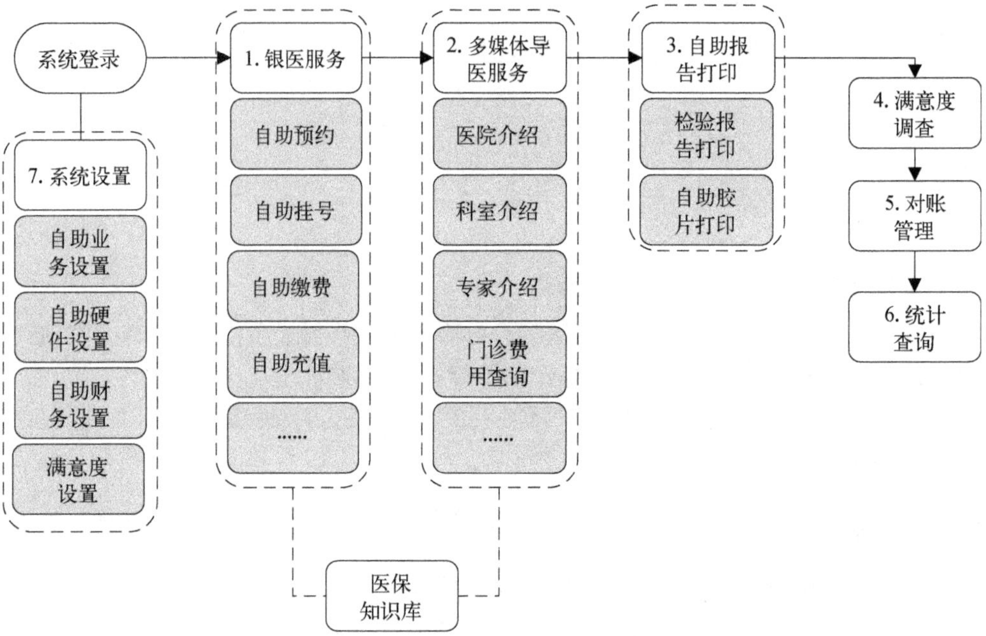

图 7.2 自助服务系统业务流程图

阴影部分隶属于上级功能，如自助报告打印包含报告打印和胶片打印，其他章节阴影部分类同

7.4 功能列表

自助服务系统功能模块见表 7.1。

表 7.1 自助服务系统功能模块一览表

序 号	功 能 模 块
1	银医服务
2	多媒体导医服务
3	自助报告打印
4	满意度调查
5	对账管理
6	统计查询
7	系统设置

7.5 功能描述

7.5.1 银医服务

(1) 提供自助建档功能，支持自费患者持二代、三代身份证在自助设备上自助建档，

系统通过身份证识别模块自动识别患者身份信息，并建立患者档案。

（2）支持首诊患者登记后通过发卡模块自助发卡（医联卡），医保患者可在自助设备上刷医保卡登记患者信息。

（3）提供现金、银行卡等方式向患者预储值账户中进行充值。

（4）支持患者自助查询专家、专病、普通科室的出诊信息，并支持根据预先设定的科室号源的管理方式提供多种自助预约模式。

（5）支持患者在自助设备上选择对应的科目进行自助挂号，并支持预约号源的挂号取号；自助挂号后可持自动打印的挂号凭条就诊。

（6）支持患者在自助设备上刷卡获取医师开录的处方及明细。支持处方金额通过医保预算后，自付部分可通过患者预储值账户或直接刷银行卡扣除。

（7）支持在自助设备上缴费和挂号后系统直接打印门诊发票，也支持医院管理在窗口集中打印发票。如支持自助发票打印，对于医生工作站上直接确费的单据，自助设备支持补打发票。

（8）支持银行卡转账的方式向患者住院预交金进行充值，并打印充值小票。

7.5.2 多媒体导医服务

（1）提供向患者宣传医院科室专家的功能，如医院介绍、科室介绍、专家介绍、专科介绍。

（2）支持患者在导医系统中自助查询医院收费项目药品价格。

（3）支持患者自助查询本人的住院费用一日清单、住院费用明细、门诊处方费用明细情况，并支持根据医院管理要求设置查询时限和打印次数控制。

7.5.3 自助报告打印

（1）支持报告发布大屏幕通知服务。

（2）提供患者自助查询已发布的检查检验报告，系统根据患者报告状态告知其已打印及未打印报告数。

（3）支持患者在自助胶片打印机上自助打印检查胶片与文字报告。

（4）根据预先设定的规则支持补打印。

7.5.4 满意度调查

（1）提供患者门诊或住院自助满意度调查功能，并可根据医院管理要求灵活设置模板。

（2）支持触屏手写，可直接在自助设备上完成投诉、建议和表扬的文字输入。

（3）支持完成满意度调查问卷后自动打印致谢凭条。

（4）支持根据门诊和住院的有效期、患者信息进行自动校验，防止恶意和一人频繁评价。

7.5.5 对账管理

（1）提供零点自动结账功能，支持自助设备上产生的账务业务实现自动结账。

（2）提供自助设备进行钞箱结账功能，支持财务对现金结存的财务管理。

（3）提供与第三方支付系统支付信息对比功能，实现总账和明细账对比。

（4）提供差错平台处理方式，如使用跨院区域结算平台支付出现长短账等对账问题，实现多院支付情况下的账务问题。

7.5.6 统计查询

（1）提供统计医院自助服务使用情况等分析功能，如自助挂号人次、自助缴费人次、自助预约人次等，供医院分析自助设备的使用效率。

（2）支持门诊住院患者自助满意度调查结果分析查询，如科室满意度统计、好医师好护士评选统计、满意度单项指标统计（环境卫生、服务态度）等。

7.5.7 系统设置

（1）支持自助设备业务配置，如功能配置、按钮位置设置、背景设置等。

（2）支持自助设备硬件设置，如钞箱满钞警示、钞箱满钞则系统不允许现金充值、打印机卡纸提示、摄像头录像功能等。

（3）支持自助设备结账、钞箱取钞结账等财务设置。

（4）提供自助设备每日定时自动开机进入工作状态、定时自动关机功能。

（5）提供自助设备患者故障求助功能，如点击求助按钮后及时通知后台工作人员。

（6）支持硬件状态的短信提示，如打印机卡纸、打印纸将尽、发卡机缺卡、钞箱充值阈值提示（如100张充值到90张进行提示）。

（7）支持根据医院管理要求，设置是否允许补打报告、设置可自助打印报告的范围。

（8）提供可定制化的满意度调查模板，根据医院管理要求灵活设置问卷。

7.6 数据交互

（1）与门诊预约系统的数据交互：供患者在自助设备上自助预约。

（2）与门诊挂号收费系统的数据交互：供患者在自助设备上进行门诊挂号与缴费。

（3）与医院检查检验医技系统的交互：供患者查询已发布的报告。

（4）与银行或第三方结算平台的数据交互：进行支付结算、交易对账信息比对。

7.7 相关说明

支持调用相关知识库的规则，在自助结算时根据医保合理性费用规则、院内支付规则、临床处方规则进行判断。

第8章 门诊医生工作站

8.1 定义

门诊医生工作站是指用于各级各类医院辅助门诊医师开展诊疗业务的计算机应用软件。

该系统一般包括就诊患者一览、病历录入、病历查询、病历打印、病历质控、诊断管理、过敏信息管理、申请单录入、医技结果查询、申请单打印、申请单费用控制、处方管理、转诊管理、会诊管理、法定文书管理、诊间预约、住院证管理、病假单管理等功能。

8.2 目标

(1) 辅助门诊医师完成患者的诊断、检验检查、处方、病历等录入工作。

(2) 为患者提供数字化的医疗文书,便于患者查看。

(3) 能实时提供合理用药、用药检查治疗提醒等功能辅助临床决策建议。

(4) 支持各类统计分析查询,为疾病知识库提供数据支撑。

(5) 与医院内的相关应用系统实现数据交互和信息共享。

8.3 流程图

8.3.1 功能示意图

门诊医生工作站功能见图 8.1。

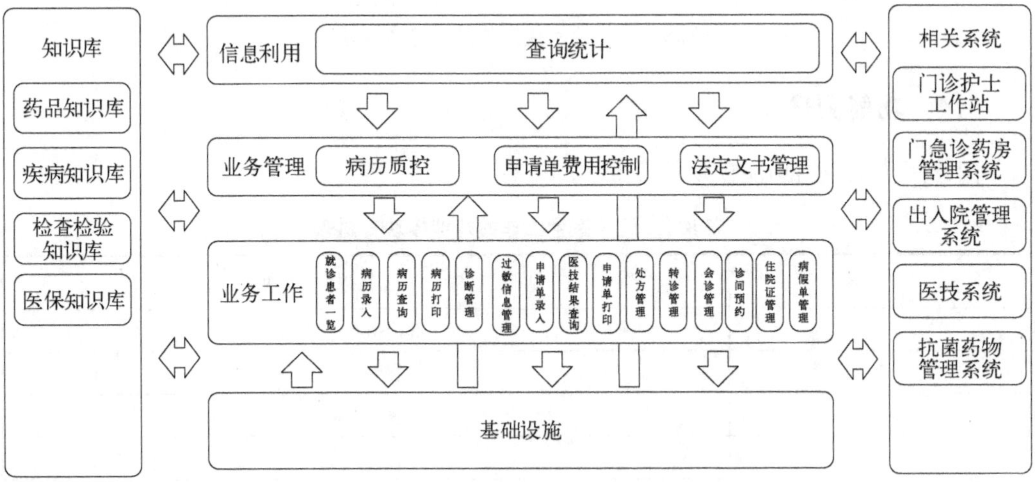

图 8.1 门诊医生工作站功能示意图

8.3.2 业务流程图

门诊医生工作站业务流程见图 8.2。

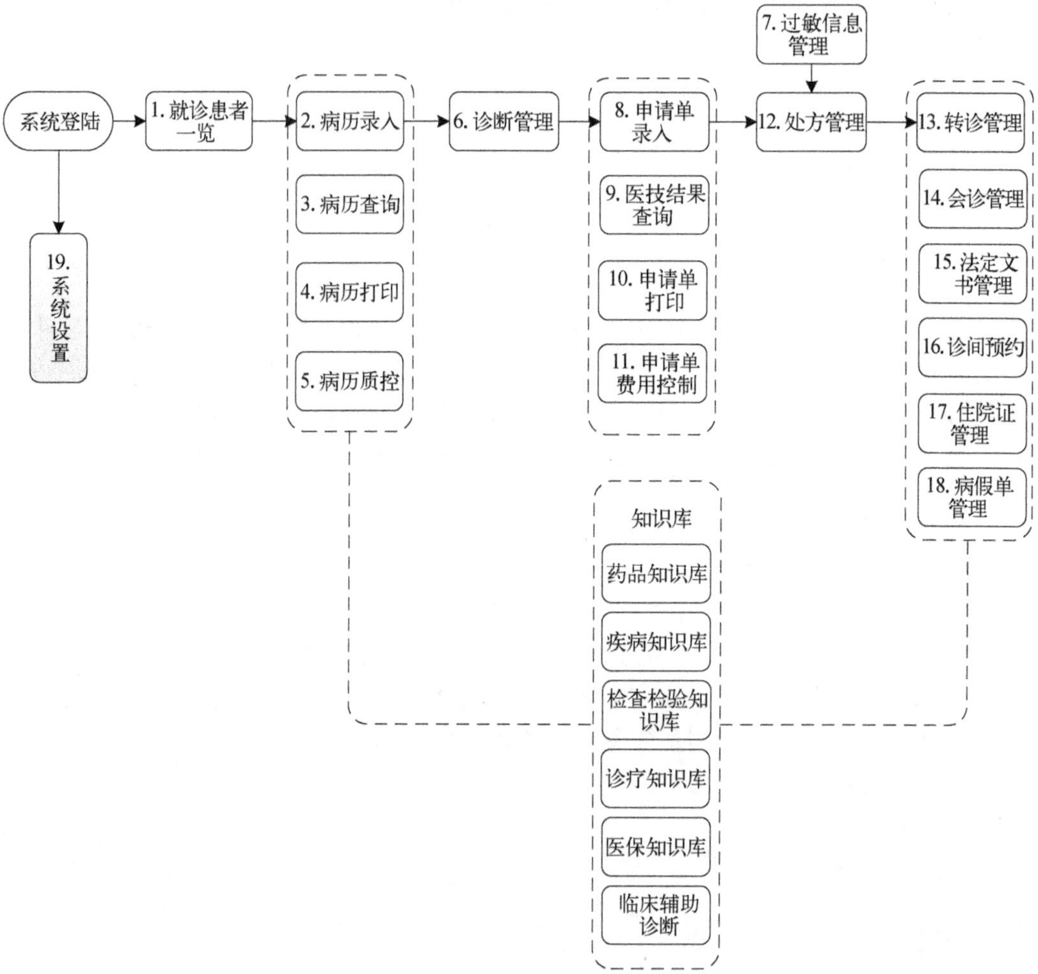

图 8.2　门诊医生工作站业务流程图

8.4 功能列表

门诊医生工作站功能模块见表 8.1。

表 8.1　门诊医生工作站功能模块一览表

序　号	功　能　模　块
1	就诊患者一览
2	病历录入
3	病历查询
4	病历打印
5	病历质控

续 表

序 号	功 能 模 块
6	诊断管理
7	过敏信息管理
8	申请单管理
9	医技结果查询
10	申请单打印
11	申请单费用控制
12	处方管理
13	转诊管理
14	会诊管理
15	法定文书管理
16	诊间预约
17	住院证管理
18	病假单管理
19	系统设置

8.5 功能描述

8.5.1 就诊患者一览

(1) 支持候诊患者的信息查看,包括姓名、号序、卡号、费用类别、初复诊等信息。

(2) 支持对患者某些信息进行更正及补充(如代配药时需要更新患者信息)。

8.5.2 病历录入

8.5.2.1 病历模板

(1) 支持模板定义和调用:根据当前病历内容对应相关的基础模板,基础模板可以拖拽到病历中,也可以直接插入,减少文字录入工作量。

(2) 支持个性化模板的保存。

(3) 支持根据患者初复诊情况智能加载初复诊病历模板。

8.5.2.2 病历编辑

(1) 支持病历的结构化录入、自由文本录入、表格编辑、图片编辑等多种录入方式。

(2) 支持初诊病历记录和复诊病历记录编写。

(3) 支持病历的强制性结构保护功能:如编辑数据时的删除操作不会清除结构化信息;编辑时区别显示结构化数据和未填值内容,控制复制、粘贴操作。

(4) 支持病历数据暂存本地,意外关闭时提供数据恢复。

(5) 提供各种编辑的其他辅助功能:如编辑区域字体放大、缩小及设置文字粗斜体、下划线、上下标、特殊字符和医学计算器等。

(6) 支持数据逻辑判断:根据预定义数据及逻辑规则,提供操作病历过程中的逻辑校验。

8.5.2.3 病历引用

(1) 支持其他数据的智能加载和引用：在处方、申请单信息保存完成后，可以切换至病历界面自动引用相关信息；可查看有效处方数据，并可将处方信息直接添加到病历中。

(2) 提供医技报告的查阅与引用功能：可调阅医技报告数据，并能智能筛选报告的数据引用到病历中。

(3) 提供历史病历调阅与引用功能：查询并调用患者的历次就诊病历信息，支持多种方式进行历史病历数据调阅及引用。

8.5.3 病历查询

(1) 支持自定义条件查询：可将查询条件存为自定义查询模板。

(2) 支持查看病历详细信息：可查看患者病历、处方、申请单等门诊医师所必需的医疗数据。

(3) 支持查询结果高亮显示：可高亮显示患者病历中匹配查询条件的数据。

(4) 支持在查询结果中进行嵌套查询：可在查询结果中进一步查询，从而达到嵌套查询的效果。

(5) 支持病历数据的导出：可提供病历的导出功能，病历可导出成 Word、PDF、XML 等常用文档格式，并增加防伪标识。

8.5.4 病历打印

(1) 支持打印整份病历：可打印病历所有页，包括表格及手绘图。

(2) 支持指定位置打印：可打印指定病历文件的指定位置，支持指定病历本上、中、下页进行打印。

(3) 支持病历指定内容打印。

(4) 支持打印预览：可预览病历打印内容，对病历打印内容进行查看。

(5) 支持智能识别打印功能：根据患者性质识别是否医保，按照预先设置进行打印(针对医保、自费患者病历本不同的情况)。

8.5.5 病历质控

(1) 支持病历访问日志记录、查询。

(2) 支持病历数据安全管理，对于患者重点基本信息可针对病历节点设置隐私节点保护。

(3) 支持病历内容完整性、一致性、逻辑性校验：如病历录入过程中内容逻辑校验，校验内容包含节点非空、节点值域、男女性患者专用词汇、体温值域、不同患者病历控制不允许复制等。

8.5.6 诊断管理

(1) 支持根据国际疾病分类 ICD 编码进行诊断录入。

(2) 支持标准的 ICD 编码和医院内部诊断编码进行对照。

(3) 支持诊断首拼、五笔、中文等多种方式的智能检索。

(4) 支持患者的历史诊断查询与引用。
(5) 支持根据诊断触发相应的报卡。
(6) 支持常用诊断的维护和调用。
(7) 支持多个诊断的录入。
(8) 支持中医诊断、中医证型的录入。

8.5.7 过敏信息管理

(1) 支持患者过敏信息的录入。
(2) 支持患者历史过敏信息查看。
(3) 支持根据患者过敏信息提醒医师进行处方合理性校验。

8.5.8 申请单录入

(1) 支持检查、检验、手术、治疗等不同申请单或项目的分类录入。
(2) 检验申请时,支持完整的医院可开展检验项目供医师选择,同时对于某一种特定检验项目提供检验组套选择功能,如术前全套、血凝五项、输血前检查等。
(3) 支持系统申请取消和修改,具有追加检验项目申请功能。
(4) 支持申请单录入后自动生成医嘱。
(5) 支持按申请单分类不同要求设置开单界面及显示内容。
(6) 支持检验申请单、项目的默认标本和选择。
(7) 支持检查申请单的临床信息(如诊断、主诉、现病史等)自动从电子病历中引入。
(8) 支持手术申请单开单时,绑定手术植入材料。
(9) 支持治疗申请单项目数量的选择。
(10) 支持检查、检验知识库提醒,如检查时间、报告周期、适应证、注意事项、临床意义等。

8.5.9 医技结果查询

(1) 支持检查、检验报告调阅,报告结果中可显示正常参考值范围和异常结果。
(2) 支持既往检查(文字、图片、影像)、检验报告调阅。
(3) 支持既往治疗记录调阅及引用。
(4) 支持检验标本实时执行状态的跟踪、查看。
(5) 支持患者检查检验实时状态查看。
(6) 支持手术麻醉记录调阅。
(7) 支持检查、检验危急值提醒及反馈。

8.5.10 申请单打印

(1) 支持检查检验、用血、手术、治疗申请单的打印。
(2) 支持各类申请单打印格式按不同需求修改。

8.5.11 申请单费用控制

(1) 支持申请单最大选择项目数、最小选择项目数、最大选择部位数、部位里最大选择项目数校验。

（2）支持多种收费规则设定和费用控制，可灵活设置多种收费规则。

8.5.12　处方管理

（1）支持多种录入方式，如首拼、五笔、编码、中文智能模糊查询。

（2）支持药品的通用名、商品名、化学名等多种检索方式。

（3）支持重复药品，毒、麻、精、贵药品，高危药品的判断提示。

（4）支持过敏药物提示。

（5）支持根据医师权限对精毒麻药物、抗生素类药物进行分级管理，能根据诊断控制药品的用药疗程。

（6）支持抗菌药物的三级管控。

（7）支持根据患者不同医保类型，相应药品应作出明显的有效识别（如甲类、乙类）及支付比例。

（8）支持药品知识库提醒。

（9）支持处方规则、处方用量控制。

（10）支持中西医协定方的应用。

（11）支持历史处方的引用功能：在就诊过程中，支持查看患者历史处方，同时可以复制历史有效处方。

（12）支持中草药的中医辨证、代煎、外送标志。

（13）支持患者处方金额、总额、单向金额的显示。

（14）支持处方打印和补打。

（15）支持输液、皮试流程的控制管理，支持输液单打印。

8.5.13　转诊管理

（1）支持医师按权限对患者进行转诊申请。

（2）支持从门诊病历中自动提取转诊申请中的相关数据。

（3）支持根据病情确定患者转诊，审核转诊申请。

8.5.14　会诊管理

（1）支持会诊申请。

（2）支持会诊申请内容自动引入病历。

（3）支持会诊医师查询患者病历、医嘱、报告。

（4）支持会诊申请单的打印。

（5）支持会诊患者列表查看。

（6）支持会诊答复。

8.5.15　法定文书管理

（1）支持传染病、肿瘤、慢病等上报。

（2）支持报卡中相关数据从门诊病历中自动获取。

(3) 支持电子报卡的数字认证，如电子商务认证授权机构(certificate authority，CA)认证、电子签章、USB KEY 等方式。

(4) 支持报卡的审核。

8.5.16 诊间预约

(1) 支持操作医师对其所在科室进行挂号预约，或对本医师进行挂号预约。

(2) 支持医技检查预约。

8.5.17 住院证管理

(1) 支持住院证中患者的基本信息自动采集。

(2) 支持预约时，标识患者的病情级别。

(3) 支持预约病区的床位情况查看。

(4) 支持按条件查询预约患者的状态，如登记、通知、入院等。

8.5.18 病假单管理

(1) 支持病假单录入。

(2) 支持病假时间选择及控制。

(3) 支持病假单打印。

8.5.19 系统设置

(1) 支持组套模板设置。

(2) 支持常用药品维护。

(3) 支持常用诊断维护。

(4) 支持药品用量设置。

(5) 支持处方审核设置。

(6) 支持药品默认用法剂量设置。

(7) 支持项目联动设置。

(8) 支持处方规则设置。

(9) 支持证型分类设置。

(10) 支持诊断证型设置。

(11) 支持病历模板设置。

(12) 支持处方打印规则设置。

(13) 支持申请单模板设置。

(14) 支持申请单项目及规则设置。

8.6 数据交互

(1) 与门诊护士工作站交互：如诊间叫号。

(2) 与挂号收费系统交互：如患者基本信息。

(3) 与门急诊药房管理系统交互：如药品信息、发药信息等。

（4）与实验室信息管理系统（laboratory information management system，LIS）、放射信息管理系统（radiology information system，RIS）交互：如检验检查结果、危急值。

（5）与合理用药系统交互：如药品说明书、配伍禁忌。

（6）与出入院管理系统交互：如住院证的基本信息。

（7）与抗菌药物管理系统交互：如三级管控、越级审批管理。

（8）与院外其他系统交互：如与兄弟单位、医保、银行、数字证书认证中心等外单位发生的数据交互。

（9）与区域卫生信息平台交互：传送转诊信息到上级医院。

8.7 相关说明

（1）初诊病历记录书写内容应包括就诊时间、科别、主诉、现病史、既往史，阳性体征、必要的阴性体征和辅助检查结果、诊断及治疗意见和医师签名等。

（2）复诊病历记录书写内容应当包括就诊时间、科别、主诉、病史、必要的体格检查和辅助检查结果、诊断、治疗处理意见和医师签名等。

（3）门诊临床路径适用于连续性诊疗的科室，如口腔科、皮肤科等。

第 9 章　住院医生工作站

9.1　定义

住院医生工作站是指用于各级各类医院辅助病房医师开展病房医疗业务的计算机应用软件。

该系统一般包括床位概览、工作提醒、诊断录入、过敏信息管理、病历录入、病历查询、病历打印、病历质控、医嘱录入、医嘱查询、医嘱打印、合理用药监测、申请单录入、医技结果查询、申请单打印、申请单质控、申请单费用控制、法定文书管理、临床路径管理、会诊申请、会诊接收、会诊查询、会诊质量管理等功能。

9.2　目标

（1）辅助病房医师完成患者的检查、诊断、治疗等有关的各项医疗业务。

（2）支持临床环节质量管理提示和警示，规范医师临床诊疗行为。

（3）智能辅助医师工作，提高医师工作效率。

（4）提高临床诊疗数据的采集、利用水平，方便统计查询。

（5）与医院内的相关应用系统实现数据交互和信息共享。

9.3　流程图

9.3.1　功能示意图

住院医生工作站功能见图 9.1。

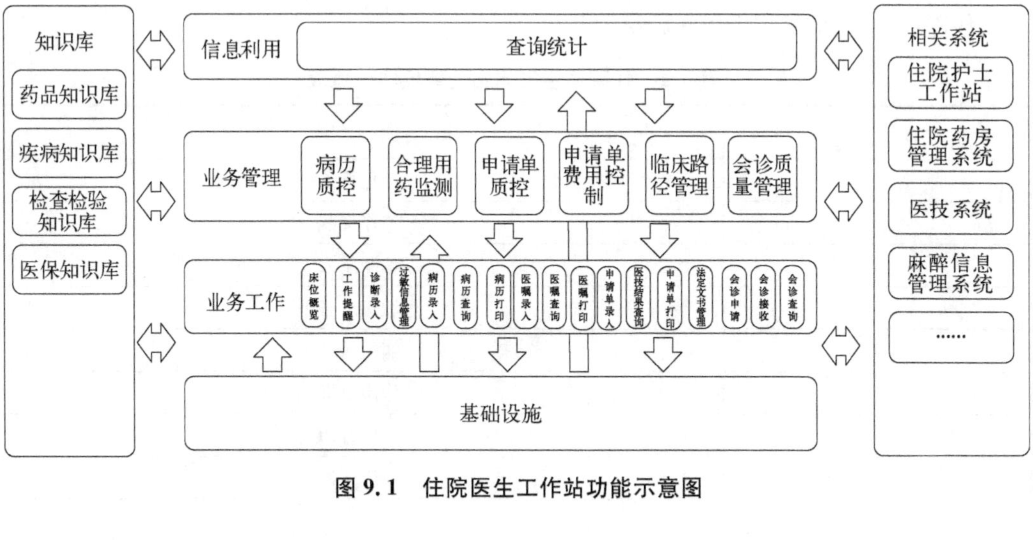

图 9.1　住院医生工作站功能示意图

9.3.2 业务流程图

住院医生工作站业务流程见图 9.2。

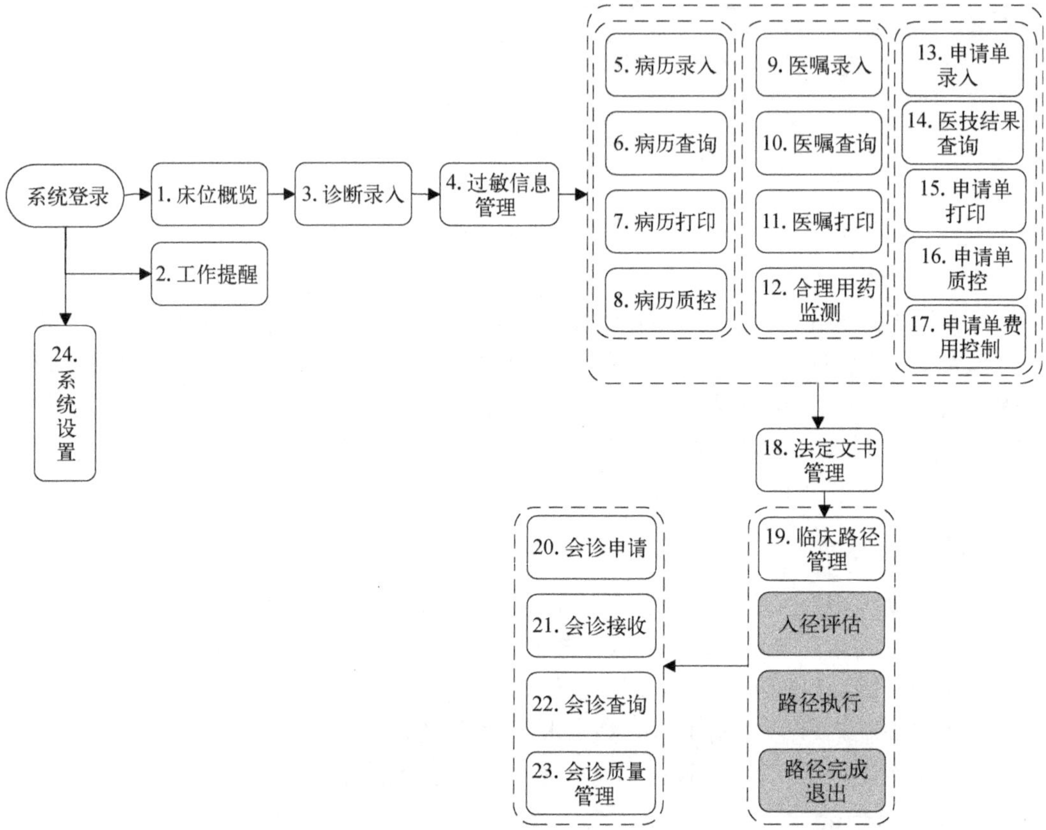

图 9.2 住院医生工作站业务流程图

9.4 功能列表

住院医生工作站功能模块见表 9.1。

表 9.1 住院医生工作站功能模块一览表

序　号	功　能　模　块
1	床位概览
2	工作提醒
3	诊断录入
4	过敏信息管理
5	病历录入
6	病历查询
7	病历打印
8	病历质控

续 表

序　号	功　能　模　块
9	医嘱录入
10	医嘱查询
11	医嘱打印
12	合理用药监测
13	申请单录入
14	医技结果查询
15	申请单打印
16	申请单质控
17	申请单费用控制
18	法定文书管理
19	临床路径管理
20	会诊申请
21	会诊接收
22	会诊查询
23	会诊质量管理
24	系统设置

9.5　功能描述

9.5.1　床位概览

（1）支持按主管医师模式显示患者相关信息。

（2）支持按科室/病区显示患者信息。

（3）支持按床位号、姓名、住院号等信息快速查找、定位患者。

（4）支持按列表或床位映射方式显示患者基本信息，如床位号、姓名、住院号、性别、年龄、入院诊断、护理级别、入院日期、主管医师等。

9.5.2　工作提醒

（1）支持按病区对医师待办事项进行任务提醒，对患者危急值、异常指标等给出警示，对会诊申请、质控抽查问题等进行提醒。

（2）支持住院及相关费用的实时监控，对费用不符合医保管控范围的情况进行超标提醒和控制。

9.5.3　诊断录入

（1）支持根据国际疾病分类 ICD 编码进行诊断录入。

（2）支持标准 ICD 编码和医院内部诊断编码的对照。

（3）支持按照首拼、五笔、ICD 编码、中文等模糊检索方式查找诊断。

(4) 支持按照诊断目录的方式将诊断进行分类，以便快速定位。

(5) 支持按照诊断类别将诊断进行归类。

(6) 支持保存个人常用诊断并在科室内部共享，一键快速调用。

(7) 支持患者历史诊断的查询与引用。

(8) 支持中医诊断、证型的录入。

(9) 支持根据疾病诊断自动提示录入报卡。

9.5.4 过敏信息管理

(1) 支持患者过敏信息的录入。

(2) 支持患者历史过敏信息的查询。

(3) 支持根据患者过敏信息进行医嘱开立合理性校验。

9.5.5 病历录入

(1) 支持病历结构化录入、自由文本录入、表格编辑、图片编辑等多种录入方式。

(2) 支持病历结构保护，对特定病历结构控制不能随意删除。

(3) 支持病历数据缓存，对于病历数据定时暂存本地，意外关闭时提供数据恢复。

(4) 支持数据逻辑判断，判断内容包括病历非空、值域等。

(5) 提供病历编辑多种辅助功能，如编辑区域字体放大、缩小，设置文字粗斜体、下划线、上下标、特殊字符，医学计算器等。

(6) 提供病历合并、替换，模板合并功能，满足并发症、伴发症等情况下病历书写的要求，替换功能为整体替换掉当前书写的病历，及时纠正所写的错误的病历。

(7) 支持病历段落调用：可按照病种对病历的组成进行段落划分，支持将段落内容引用到病历文件中。

(8) 支持历史病历的调阅与引用：可通过身份证号、住院号等方式关联历次住院病历资料，可直接引用至当前病历。

(9) 支持医嘱数据的查阅与调用：根据时间轴方式展示当前患者的医嘱数据，可查看并勾选需要插入的内容。

(10) 支持医技报告的查阅与调用：可调阅医技报告数据，并能将报告结果进行智能筛选引用到病历中，如只插入异常项、只插入正常项、插入所有项等。

(11) 提供特殊字符功能：内置医学常用的特殊字符，如肺癌 TNM 分期、数字序号、常用单位等，便于医师调用。

(12) 提供医学计算器功能：可提供医学常用的计算公式，如体表面积、体重指数、腰臀比、卡铂值、孕周等。

9.5.6 病历查询

(1) 支持患者既往病历的浏览。

(2) 支持病历借阅管理：将已存档的病历资料借阅电子化从而优化病历资料管理模式，提供电子病历借阅查询、电子病历借阅申请与审核驳回、电子病历借阅权限管理、电子病历借阅历史查询等功能。

(3) 支持电子病历归档：对出院患者的病历进行电子自动归档，对于出院患者的病历归档后需要修改的提供自定义审批流程，遵照科室提交撤销申请、医务管理部门审核、病案室审核的三级审核机制，可追溯撤销归档原因等。

(4) 支持科研查询模板定义：支持根据医院需要定义查询模板中的查询条件，适用性强，操作灵活。

(5) 支持查询结果显示：查询结果中的病历可对匹配的关键字设置高亮显示。

(6) 支持在查询结果中进行嵌套查询：可在查询结果中进一步查询，从而达到嵌套查询的效果。

(7) 支持按照 Word、PDF、XML 等格式导出病历，包括首页、医嘱、病历、护理记录、检验结果、检查报告等完整病历内容；可根据原病历格式完整导出 PDF、XML 文件；导出的文件可用通用软件打开，或自打开。

9.5.7 病历打印

(1) 支持病历打印：可定制打印格式，设置打印字体、行间距等，完整打印病历内容，包括表格和手绘图。

(2) 支持病程记录自动续打、自动控制分页，同时保证病程的时间和正文在同一页。

(3) 支持病历指定页打印，打印后不影响前后病历数据内容。

(4) 支持修改已打印病程不会影响后续病程续打位置。

(5) 支持根据输出区域自动调整字体大小。

(6) 支持记录打印历史。

9.5.8 病历质控

(1) 支持质控在院抽查：对在院运行病历进行实时监控，应提供多种查询方式实现对患者类型的归类，尤其对院内关注的重点患者病历系统做到病历质量实时抽检评估及反馈。

(2) 支持质控时限管理：根据《电子病历书写规范》设定标准时间范围，对未根据时间完成的病历做到实时警示灯提醒及操作限制，并为管理部门提供集中查询界面，对于超过时限条件的病历提供二级审批解限、解锁功能。

(3) 支持问题监控与审查：对运行病历监控过程中的问题实现实时反馈，提供问题登记、问题查阅、问题答复、问题复核的消息交互流程。

(4) 支持质控三级评分：根据病历质量评分标准，定义系统评分项，并对评分项进行分值设定，可对病历缺项、内容逻辑、病历时限做到自动评分，总评分与病历等级率进行绑定，实现科室自评、医务管理评分、质控科评分的三级评分模式。

(5) 支持病历查询、调阅日志记录：可记录查询、调阅时间、操作人员、病历打开及关闭时间。

(6) 支持病历数据安全管理：提供根据医师级别与患者级别关联的方式实现重点患者病历资料的保护，对于患者重点基本信息可针对病历节点设置隐私节点保护。

(7) 支持病历三级阅改：需支持三级阅改机制，可根据需配置多级审核阅改，对于上级医师修改痕迹完整保留，并能够根据时间、阅改者对阅改痕迹进行定位、查看具体修改内容，修改内容需提供单独界面并使用多种颜色进行阅改痕迹的显示及区分。

（8）支持病历内容质量检查：对病历录入内容进行逻辑校验，校验内容包含节点非空、节点值域、前后符合性逻辑等判断，如男女性患者专用词汇校验、体温值域校验、不同患者病历控制不允许复制等。

（9）支持重复检索：可检索病历中超过最小字符数的重复字符串，最小字符数可自定义设置。

9.5.9 医嘱录入

（1）支持医师处理常规医嘱，如检查、检验、处方、治疗处置、卫生材料、手术、护理、会诊、转科、出院等医嘱。

（2）支持药品的通用名、商品名、化学名等多种检索方式。

（3）支持按长期、临时医嘱分类录入，对新医嘱提供新增、删除、修改功能，对有效医嘱提供作废、取消、（预）停止功能。

（4）支持医嘱辅助信息录入和标记，如执行时间、注意事项等。

（5）支持医嘱复制、粘贴。

（6）支持医嘱补录。

（7）支持申请单录入与医嘱录入一体化管理，可以通过录入的医嘱自动生成申请单，也可通过申请单自动生成医嘱；申请单号与医嘱序号可进行有效关联，确保医嘱从开立到执行完成都能实现有效管理。

（8）支持新增医嘱的完整性自动审核，如用法、剂量、频次不能为空等校验。

（9）支持医嘱套餐维护、调用。

（10）支持临床路径的引入，实现临床路径计划的执行与电子医嘱的有效对接。

（11）支持中草药录入，并自动生成医嘱。

（12）支持中草药的中医辨证、代煎、外送等标志。

9.5.10 医嘱查询

（1）支持患者已录入医嘱的浏览：支持根据长/临分类浏览、医嘱分类查看。

（2）支持医嘱实时执行情况的查看。

（3）支持补录医嘱护士执行状况的查看。

9.5.11 医嘱打印

（1）支持长期医嘱、临时医嘱分类预览、打印。

（2）支持医嘱完整打印、续打、补打、重整等。

（3）支持符合各类医院不同打印格式、方式的需求。

9.5.12 合理用药监测

（1）支持医师处方权设定，并根据权限限制是否可录入医嘱。

（2）支持过敏药品管理流程控制。

（3）支持抗菌药物分级管理权限控制。

(4) 支持药品配伍禁忌提醒、控制。

(5) 支持药品相互作用提醒。

(6) 支持药品录入时药品适应证、注意事项、用药说明等提醒。

(7) 支持职称对应药品范围权限设置并提醒或限制。

(8) 支持诊断对应药品范围设置并提醒或限制。

(9) 支持科室对应药品范围权限设置并提醒或限制。

(10) 支持医保分类对应药品范围权限设置并提醒或限制。

(11) 支持毒麻药品处方权控制。

(12) 支持药品剂型联动药品。

(13) 支持高危药品用药剂量提醒及控制。

(14) 支持根据患者性别校验可用药品范围。

(15) 支持特殊人群用药范围校验及提醒。

(16) 支持贵重药品判断题型。

9.5.13 申请单录入

(1) 支持检查、检验、用血、手术、治疗等不同申请单或项目的分类录入。

(2) 检验申请时，支持完整的医院可开展检验项目供医师选择，同时对于某一种特定检验项目提供检验组套选择功能，如术前全套、血凝五项、输血前检查等。

(3) 支持系统申请取消及修改，具有追加检验项目申请功能。

(4) 支持申请单录入后自动生成医嘱。

(5) 支持根据申请单分类不同要求，设置开单界面及显示内容。

(6) 支持检验申请单、项目的默认标本和选择。

(7) 支持检查申请单的临床信息(如诊断、主诉、现病史等)自动从电子病历中引入。

(8) 支持输血申请单输血前8项[乙肝两对半、人类免疫缺陷病毒(human immunodeficiency virus，HIV)、丙型肝炎病毒(hepatitis C virus，HCV)、快速血浆反应素试验(rapid plasma reagin，RPR)等]自动引入。

(9) 支持手术申请单开单时，绑定手术植入材料。

(10) 支持治疗申请单项目数量的选择。

(11) 支持检查、检验知识库提醒，如检查时间、报告周期、适应证、注意事项、临床意义等。

9.5.14 医技结果查询

(1) 支持检查、检验报告调阅，报告结果中可显示正常参考值范围和异常结果。

(2) 支持既往检查(文字、图片、影像)、检验报告调阅。

(3) 支持既往治疗记录调阅及引用。

(4) 支持检验标本实时执行状态的跟踪、查看。

(5) 支持患者检查实时状态查看。

(6) 支持手术麻醉记录调阅。

(7) 支持输血不良反应记录查看。

(8) 支持检查、检验危急值提醒及反馈。

9.5.15　申请单打印

（1）支持检查检验、用血、手术、治疗申请单的打印。

（2）支持各类申请单打印格式按不同需求修改。

9.5.16　申请单质控

（1）支持申请单项目注意事项、适应证提醒。

（2）支持检验申请单标本采集注意事项提醒。

（3）支持输血申请前验证知情同意书。

（4）支持用血三级审批、急救用血审批。

（5）支持输血前 8 项检验指标校验。

（6）支持手术申请前术前小结、手术知情同意书的校验。

（7）支持手术申请单分级管理。

（8）支持本院、跨院重复检查申请提醒。

9.5.17　申请单费用控制

（1）支持申请单最大选择项目数、最小选择项目数、最大选择部位数、部位里最大选择项目数校验。

（2）支持多种收费规则设定和费用控制，可灵活设置多种收费规则。

9.5.18　法定文书管理

（1）支持传染病、肿瘤、慢病、新生儿、死亡报告等公共卫生报告。

（2）支持从住院电子病历中自动提取报告中的相关数据。

（3）支持各类公卫报告、医用文书的模板录入。

（4）支持依据电子病历自动判别并提示录入各类公卫报告、医用文书。

（5）支持主诊医师对助理医师录入公卫报告、医用文书的审核。

（6）支持与疫情网络直报系统的数据对接，上报指定疾病病例信息的功能，完成疾病报告后可上传到指定的机构。

9.5.19　临床路径管理

9.5.19.1　入径评估

（1）支持根据患者诊断，自动进入路径纳入界面。

（2）支持修改患者诊断和检索路径。

（3）支持控制符合纳入路径规则，支持不纳入路径。

（4）支持纳入路径患者的主诉和现病史同病历主诉、现病史交互使用。

（5）支持纳入路径界面，显示疗程图。

（6）支持入径评估，根据纳入规则和除外规则判断。

（7）支持患者中途纳入路径。

9.5.19.2 路径执行

(1) 支持路径患者勾选使用定义的路径诊疗医嘱及录入路径外医嘱。

(2) 支持显示路径患者所在路径疗程。

(3) 支持检索路径诊疗医嘱。

(4) 支持打印路径表单。

(5) 支持路径医嘱超期提醒。

(6) 支持路径疗程一览。

(7) 支持路径疗程评估,包含进入下一疗程或分支疗程。

(8) 支持系统自动判断和记录临床路径执行过程中发生差异的信息,支持路径变异原因录入及查询。

(9) 支持查询路径定义的诊疗指南。

(10) 支持查询和复制当前患者历史住院或本次住院已使用的医嘱。

(11) 支持使用路径诊疗包;诊断符合诊疗包诊断的,使用不算变异。

9.5.19.3 路径完成/退出

(1) 支持中途退出路径及退出路径原因录入。

(2) 支持路径完成后填写完成路径评估单。

9.5.20 会诊申请

(1) 支持院内会诊、科间会诊、科内会诊、院外会诊等不同要求的流程。

(2) 支持会诊申请单的填写与会诊请求的发送。

(3) 支持会诊申请发送后,自动生成会诊医嘱。

(4) 支持会诊申请单的打印。

(5) 支持会诊申请内容自动引入病历。

9.5.21 会诊接收

(1) 支持会诊请求的接收、指派。

(2) 支持会诊意见的答复。

(3) 支持会诊意见自动引入病历,并能实现续打。

(4) 支持会诊评价。

9.5.22 会诊查询

(1) 支持会诊患者查询。

(2) 支持会诊医师查询患者病历、医嘱、报告。

(3) 支持会诊状况实时监控。

(4) 支持会诊量统计。

9.5.23 会诊质量管理

(1) 支持院内科间会诊申请、科主任会诊审核确认。

(2) 支持多科会诊申请、医务管理通过集中查看界面进行会诊审批及组织。

(3) 支持院外会诊科室申请,医务科通过管理界面进行集中审批及安排。

(4) 支持会诊请求移动端和 PC 端提示、审批。

(5) 支持院内会诊科室排班。

9.5.24 系统设置

(1) 支持处方规则设置。

(2) 支持医嘱打印规范设置。

(3) 支持检验、检查、治疗、用血等申请单项目、模板及规则设置。

(4) 支持病历文书结构化模板中对结构化元素设定录入方式、取值范围、校验规则等属性。

(5) 支持分类设置病历模板,维护模板的基础结构,根据病种设置病历模板。

(6) 支持病历模板库:可放置病历模板,涵盖综合性医院各个科室的主要病种模板,能满足大型综合性医院的使用需求。

(7) 支持病历模板设置:可自定义病历的结构化模板。设置界面可新建、修改、删除模板,并提供模板的导出、批量导出及导入功能,方便操作人员对模板进行修改。

(8) 支持科室模板设置:设置科室常用病历模板,方便科室进行病历模板的调用。

(9) 支持科室病种对应:可设置科室对应病种的文件模板。

(10) 支持常用基础模板:可根据病历文件设置关联的基础模板。

(11) 支持全院模板设置:可设置全院所有模板。

(12) 支持医师模板设置:可根据医师级别设置对应文件类型的病历模板。

(13) 支持路径定义权限维护、路径字典信息设置、诊断组定义、变异原因维护、变异豁免定义、诊疗包定义等。

(14) 支持路径定义:包含路径基础信息、质量控制信息、路径评估信息、疗程设置、医嘱计划(包含药品、项目、申请单等)、诊疗工作(包含护理路径、电子病历)、护理工作、指南推荐等。

9.6 数据交互

(1) 与住院护士工作站交互:获取患者基本信息,并在患者疾病危重程度、护理级别等发生变化时及时更新。

(2) 与住院药房交互:获取并更新药品基本信息,如库存等。

(3) 与合理用药系统交互:获取药品知识库查询功能(详见“第 4 章 4.5.3”相关内容)。

(4) 与医技系统交互:获得检验、检查报告及医学影像。

(5) 与护理信息系统(nursing information system,NIS)交互:获得患者生命体征等护理信息。

(6) 与手术麻醉管理系统交互:获得手术、麻醉信息。

(7) 与重症监护系统交互:获得重症监护信息。

9.7 相关说明

略。

第10章 门诊护士工作站

10.1 定义

门诊护士工作站是指用于各级各类医院辅助门诊临床护士(包括急诊、门诊输液室)开展门诊护理业务的计算机应用软件。

该系统一般包括预检服务、协诊、排队叫号、换药治疗服务、统计查询等功能。

10.2 目标

(1) 满足门诊护士开展护理业务和门诊管理活动的需要。

(2) 提高护理诊疗数据的采集、利用水平,方便医院统计查询。

(3) 提供护理环节质量管理提示和警示,严格督导护理行为规范有序地进行。

(4) 与医院内的相关应用系统实现数据交互和信息共享。

10.3 流程图

10.3.1 功能示意图

门诊护士工作站功能见图10.1。

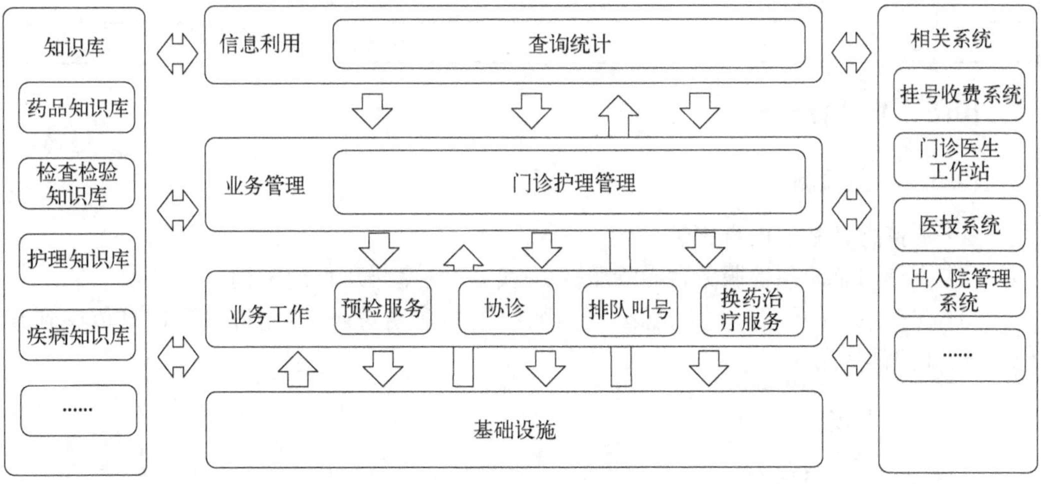

图10.1 门诊护士工作站功能示意图

10.3.2 业务流程图

门诊护士工作站业务流程见图 10.2。

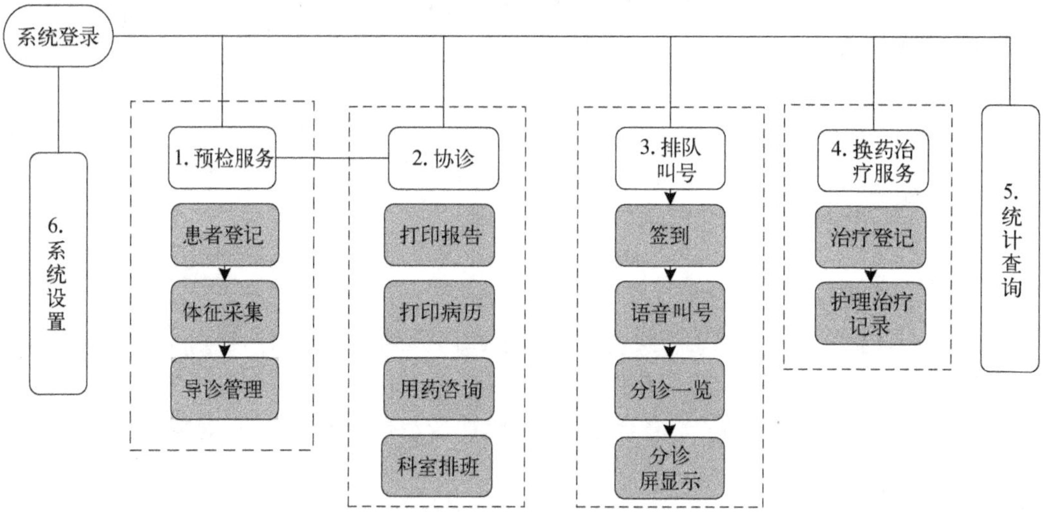

图 10.2 门诊护士工作站业务流程图

10.4 功能列表

门诊护士工作站功能模块见表 10.1。

表 10.1 门诊护士工作站功能模块一览表

序 号	功 能 模 块
1	预检服务
2	协诊
3	排队叫号
4	换药治疗服务
5	统计查询
6	系统设置

10.5 功能描述

10.5.1 预检服务

(1) 支持患者基本信息完善。

(2) 支持门急诊预检服务台导诊服务,如专家、科室排班情况查询。

(3) 支持患者的体温、血压、脉搏等体征数据的采集录入,并能将体征信息传递到其他系统,如门诊病历中。

10.5.2 协诊

10.5.2.1 医疗服务

(1) 支持门诊病历、检查检验报告单、知情告知书、医学证明的打印并能够限制打印次数。

（2）支持患者病情咨询内容查询、用药方法咨询和打印，根据不同病种实施健康教育。

（3）支持协助医师分诊叫号，大屏能够显示相应叫号内容并支持隐私保护（如张三显示为张＊），维持诊间秩序。

（4）支持科室专家、医师排班安排及打印并支持临时加号，同时可帮助患者预约就诊时间，并能够完善患者基本信息，如联系电话等。预约时系统可提示患者下次就诊时应作准备等内容并打印。

（5）支持统计就诊人数、打印工作量报表。

（6）支持护理不良事件管理：支持护理不良事件登记、分类上报、导出。

10.5.2.2 集中打印

（1）患者快速定位：支持读取保障卡或录入门诊号等方式，进行患者定位，加快打印速度。

（2）病历定位功能：默认打开当前患者本次就诊的病历。

（3）病历的补打：可在查询到患者的历史病历后，点击打印实现补打患者病历。

（4）支持打印预览：可预览病历打印内容，对病历打印内容进行查看，以便医师修改相关信息。

（5）支持打印指定页：可打印指定病历文件的指定页，支持指定病历本上、中、下页进行打印。

（6）支持打印智能识别：根据患者性质识别是否医保，按照预先设置进行打印（医保、自费患者病历本不同的情况）。

10.5.3 排队叫号

10.5.3.1 签到

（1）支持分诊护士根据患者提供的凭证进行签到，系统记录后患者进入分诊队列。

（2）支持自助签到。

（3）支持根据医院管理模式，支持患者自动签到或无签到自动分诊的模式。

10.5.3.2 语音叫号

（1）支持分诊时自动语音叫号。

（2）支持分诊台和诊间医师指定患者呼叫。

10.5.3.3 分诊一览

（1）支持诊区分诊情况综合查询。

（2）支持队列监控，与当前叫号系统同步。

（3）支持查询当前分诊指数，如分诊正确率等。

10.5.3.4 分诊屏显示

（1）支持分诊诊区大屏显示和支持诊间小屏显示。

（2）支持门诊医生工作站诊间状态与屏显同步。

（3）支持诊区大屏当前叫号患者突出显示。

（4）支持诊区大屏显示诊区通告。

（5）支持诊区大屏播放诊区宣教片。

（6）支持诊间屏患者姓名的匿名化处理。

10.5.4 换药治疗服务

(1) 支持读卡接收门急诊医生工作站开立的治疗项目,并能进行相应治疗的登记和确费;治疗结束可进行下一次治疗的预约功能,同时支持换药室的医用材料录入。

(2) 治疗室能够查询患者预约治疗的数据,调整相应治疗护士的排班。

(3) 支持护理诊疗常规等指南类知识库的查询及健康教育指导内容的打印。

(4) 支持治疗护理记录的书写及整理,书写内容包括治疗效果及治疗建议,并能将数据传输到其他系统。

10.5.5 统计查询

(1) 支持护士工作量的统计打印,并能根据工作量情况进行相应的绩效考核。

(2) 支持科室的账务统计、打印。

10.5.6 系统设置

(1) 提供权限设置功能。

(2) 提供诊间、诊区对应设置功能。

(3) 提供护士对应专业科室的功能设置。

(4) 支持预检分诊科室,及预检分诊打印模板设置。

(5) 支持分诊规则设置:儿童分诊规则、老人分诊规则、军人分诊规则、急诊分级分诊规则、专家分诊、一般分诊等自动分诊规则。

(6) 支持复诊分诊的过号分诊和检查后再就诊规则设置。

(7) 支持诊区分诊屏和诊间小屏显示模板的配置。

(8) 支持语音叫号系统的音色、语速、呼叫内容的配置,如语音叫号系统支持男声女声选择,支持呼叫场合模式选择,支持呼叫内容的楼层位置、科室名、诊间名、医师名、患者名、患者分诊号等信息的自由组合呼叫配置,支持呼叫次数和呼叫间隔时间设置。

10.6 数据交互

(1) 与门诊医生工作站交互:将患者体征信息传送给门诊医师。

(2) 与挂号收费系统交互:获取患者挂号、预约、分诊排队信息,门诊护士工作站根据患者挂号信息进行分诊排队叫号,支持预约患者优先分诊等。

(3) 与医技系统交互:支持各种医技系统接口,门诊护士工作站从医技系统获取各种检查检验报告、相关预约信息与各医技系统关联。

(4) 与出入院管理系统交互:入院处可获得患者门诊治疗体征信息。

(5) 与各系统交互:支持体征记录供全院共享、有详细的嘱托、护理操作情况等记录,在门诊护士工作站,根据患者的情况进行数据录入,各系统可调阅门诊护士工作站录入的信息。

10.7 相关说明

略。

第11章 输液管理系统

11.1 定义

输液管理系统是指用于各级各类医院协助门诊护理人员完成门诊输液业务管理的计算机应用软件。

该系统一般包括皮试管理、输液工作、输液质控、统计查询等功能。

11.2 目标

(1) 协助完成输液护理工作及对输液患者、药物的基本管理工作。

(2) 采用无线技术应用于输液日常的核对、匹配及统计管理。

(3) 支持在输液环节中对用药安全进行警示提醒,严格规范输液护理行为。

(4) 提高护士工作效率,更准确地考核护士工作量。

(5) 统计与分析各项输液业务数据,协助管理层决策。

11.3 流程图

11.3.1 功能示意图

输液管理系统功能见图11.1。

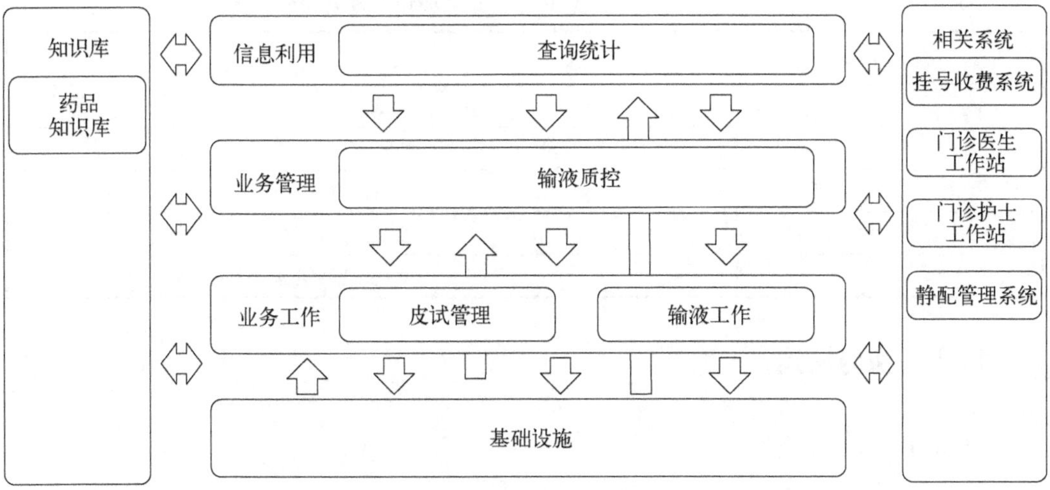

图11.1 输液管理系统功能示意图

11.3.2 业务流程图

输液管理系统业务流程见图 11.2。

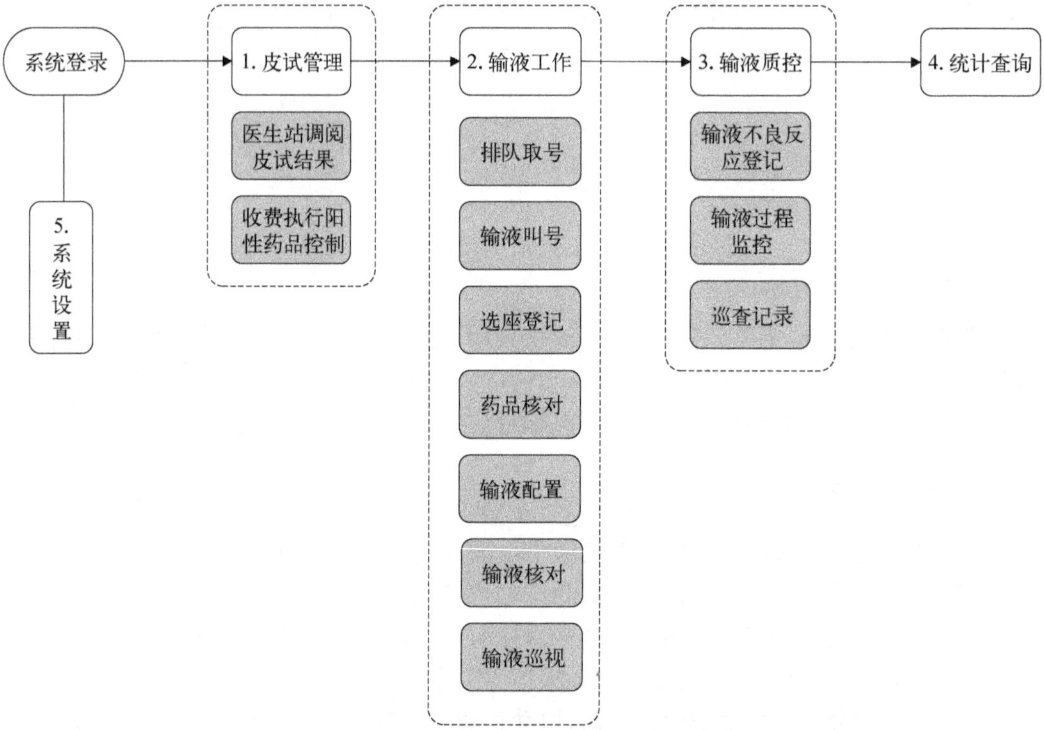

图 11.2 输液管理系统业务流程图

11.4 功能列表

输液管理系统功能模块见表 11.1。

表 11.1 输液管理系统功能模块一览表

序　号	功　能　模　块
1	皮试管理
2	输液工作
3	输液质控
4	统计查询
5	系统设置

11.5 功能描述

11.5.1 皮试管理

(1) 支持获取患者基本信息，记录皮试结果。

(2) 支持获取已收费的皮试处方。

(3) 支持皮试审方工作,实行审方多级管理。

(4) 支持皮试结果反馈给门诊医生工作站。

(5) 支持皮试结果反馈至收费系统,对药品的发放和处方的执行进行阳性提示。

11.5.2 输液工作

(1) 支持输液语音叫号。

(2) 支持患者输液药品收取登记,分配患者本次输液号。

(3) 支持自动排座和人工排座,支持安排信息和输液信息打印,打印信息中提供机读信息供输液模块核对。

(4) 支持输液药物配置信息登记。

(5) 支持输液处方信息核对。

(6) 支持采用条码、射频识别技术(radio frequency identification,RFID)等技术识别输液患者身份和输液药品。

(7) 支持无线设备对输液配置、输液开始、输液完成等操作进行记录,实现输液闭环工作。

(8) 支持输液处方合理用药检查、皮试信息核对等。

(9) 支持核对输液材料,支持新增输液材料的划价功能,划价信息推送到收费系统。

(10) 支持输液处方瓶签打印,并提供补打功能;输液瓶签支持机读识别信息供无线输液模块核对。

(11) 支持输液信息大屏显示。

(12) 支持输液巡视,通过手持设备登记巡查结果与后续措施。

(13) 支持座位呼叫信息的手持设备显示与大屏显示。

(14) 支持患者呼叫反馈处理措施登记。

11.5.3 输液质控

(1) 支持患者在输液过程中不良反应的记录,并进行上报。事后可根据输液流程对不良反应进行统计。

(2) 支持对护士的输液巡视工作进行统计,进一步监控护士在患者输液过程中的工作。

(3) 支持输液前、输液中输液患者身份和输液药品的匹配查对记录的审核。

(4) 支持对门诊输液护理质量、行为、安全控制;监控皮试阳性处方执行,检测护理输液差错,加强护理记录规范性、及时性控制;支持对护士不按提示操作的自动记录。

11.5.4 统计查询

(1) 支持患者输液闭环操作的所有环节信息统计,包括开方医师、配药、穿刺核对、巡查、结束输液等。

(2) 支持针对每次输液异常的详细信息统计,包含时间、处理人、处理方式等。

(3) 支持多角度、多维度的工作量统计汇总,如根据操作、用法、用药人数、接单数等统计。

(4) 支持开方质量、输液护理质量的统计,如开方错误统计、扫描核对错误统计、操作质量统计等。

(5) 支持分析报表的导出与打印。

11.5.5 系统设置

(1) 支持门诊输液室基础数据设置,如座位、输液科室,打印机等。

(2) 支持输液特殊项目设置,实现特殊项目醒目提示功能。

(3) 支持输液台配置,实现叫号分流。

11.6 数据交互

(1) 与挂号收费系统进行交互:如患者基本信息、药品信息、发药信息等。

(2) 与门诊医生工作站、门诊护士工作站进行交互:如查看患者的处方、病历、皮试过敏信息等。

(3) 与输液药房进行交互。

(4) 与合理用药系统进行交互。

11.7 相关说明

略。

第12章 住院护士工作站

12.1 定义

住院护士工作站是指用于各级各类医院协助病房(住院部)护理人员完成日常护理工作的计算机应用软件。

该系统一般包括患者管理、计划执行、医嘱处理、文书录入、费用处理、病区护理管理、查询统计等功能。

12.2 目标

(1) 满足住院护士开展护理业务和病区管理活动的需要,提高护士工作效率。

(2) 支持护理环节质量管理提示和警示,严格督导护理行为规范有序地进行。

(3) 提高护理诊疗数据的采集、利用水平,实现智能辅助护理工作的功能。

(4) 与医院内的其他应用系统实现数据交互和信息共享。

12.3 流程图

12.3.1 功能示意图

住院护士工作站功能见图 12.1。

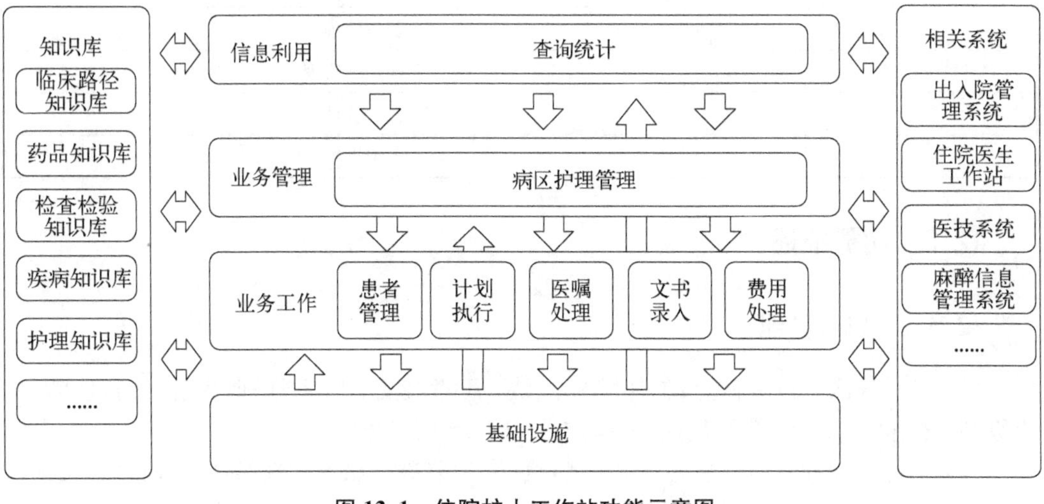

图 12.1 住院护士工作站功能示意图

12.3.2 业务流程图

住院护士工作站业务流程见图 12.2。

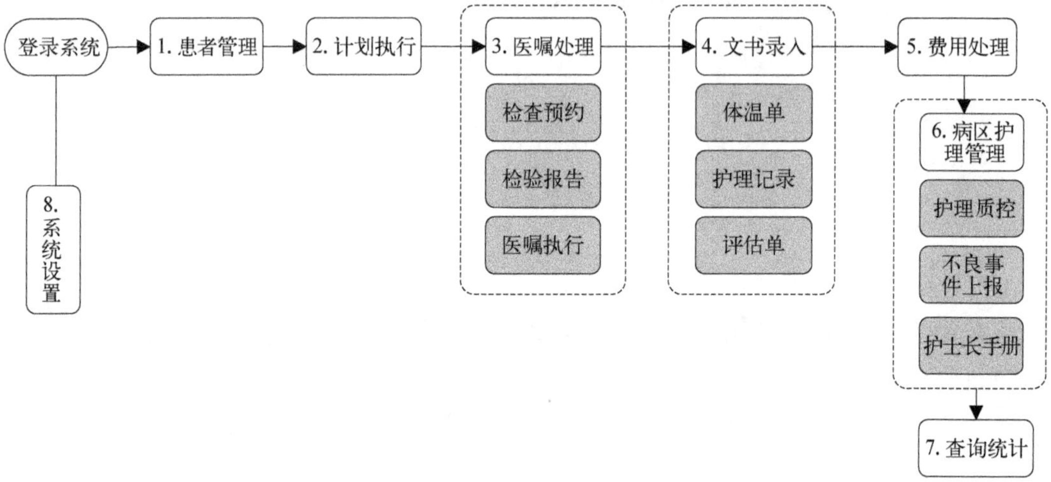

图 12.2 住院护士工作站业务流程图

12.4 功能列表

住院护士工作站功能模块见表 12.1。

表 12.1 住院护士工作站功能模块一览表

序　　号	功　能　模　块
1	患者管理
2	计划执行
3	医嘱处理
4	文书录入
5	费用处理
6	病区护理管理
7	查询统计
8	系统设置

12.5 功能描述

12.5.1 患者管理

(1) 显示病区床位卡信息，如住院号、床号、患者姓名、年龄、性别、入院时间、诊断、危重级别、费用类别、护理等级、过敏史等，支持床位卡信息显示。

(2) 支持多种方式检索患者：支持通过患者列表进行患者的选择；支持通过输入患者关键信息(如姓名、床位号等)进行患者选择；支持通过自动识别技术(如条形码、RFID 芯片等)进行患者选择和识别。

(3) 支持房间的性别标志,显示病区基本概况包括本护理单元患者分布情况,如各护理等级人数、病危病重人数、入出转人数、今明手术人数等。

(4) 显示病区所有床位占用、床位患者信息,可以显示空床、包床,可显示床位预约、床位清理状态,支持床位使用状态显示。

(5) 支持重点患者标注。通过特别的标志识别手术患者、危重患者等。

(6) 支持实时获得重要医疗提示与处理,如检验危急值报警及处理,提醒护士及时查看有危急报告的患者检验记录,并作出处理。

(7) 支持对各类患者进行入病区、出病区、转病区操作,并可灵活设置各类入出转规则,进行患者在院流转的环节控制。

12.5.2 计划执行

(1) 支持护理记录模板可按时间点提醒,对患者从入院到出院实时状态评估。

(2) 支持根据医嘱自动生成执行任务列表,如自动生成电子护理巡视卡、针卡、药卡等。

(3) 支持根据患者体征变化有相应的护理措施提示,如体温高于某点时,应每日监测4次体温。

(4) 支持患者药物过敏阳性监控、提醒。

(5) 支持发热患者各监测时间点测体温提醒。

(6) 支持基于临床护理路径,对需要执行的护理行为进行提醒,如医嘱执行、体征采集等。

(7) 支持护理活动的记录,如每个患者的体征采集时间、医嘱执行时间等,为医疗过程管理提供基础数据。

(8) 支持监控计划完成情况,提醒护士未完成或超时任务。

(9) 支持病区交接班记录与查看。

12.5.3 医嘱处理

(1) 支持医嘱通知功能,新医嘱和医嘱变更可及时通知护士,对高风险的医嘱执行时有警示。

(2) 支持医嘱执行功能,可自动生成医嘱执行单,如药品单、输液卡等。

(3) 支持医嘱核对功能,医嘱执行过程中对用药、输液、注射、化验标本采集、输血等,可采用有患者、药品、检验标本等机读识别手段进行自动核对,支持执行人多重核对方式,防止医嘱执行过错。

(4) 支持医嘱执行时能够参照诊断、检验结果等信息用于医嘱核对。

(5) 支持患者的药品、检查、检验、输血、治疗、护理,并完成医嘱执行的闭环信息记录。

(6) 支持护理医嘱、材料记账录入。

(7) 支持按照各种条件进行在院历史医嘱的查询和检索,如医嘱执行状态、执行时间等。

(8) 支持医嘱或执行单打印，提供分组医嘱打印控制，提供续打、满页打印等功能，支持电子签名打印。

(9) 支持患者各种检查、检验的电话、网络或现场预约，支持患者检查、检验预约信息的查询和浏览。

(10) 检查检验查阅界面可以调阅最近的报告单，需要时可以选择查询报告的起止时间进行报告切换，支持异常化验指标的警示。

12.5.4 文书录入

(1) 支持《病历书写基本规范》[卫医政发(2010)11 号]所要求的护理病历种类和病历格式。

(2) 支持患者每日生命体征数据的录入(包括呼吸、体温、血压、心率、出入量、疼痛评分等)，支持过敏、手术等图章录入，支持呼吸机、物理降温等多种常用标志录入，可在移动设备进行体征数据采集。

(3) 支持患者生命体征的一致性控制，体温单与各项护理记录在同一时间的生命体征应保持一致，护理记录中的生命体征信息可自动同步体温单，确保数据统一。

(4) 通过生命体征采集设备自动进行数据的采集，也可以通过自动采集生命体征监护设备的信息完成各种体征信息的采集。

(5) 支持生命体征、护理处置可通过移动设备自动导入相应记录单书写病史支持自由文本录入。

(6) 支持对单个患者体征记录的录入，也支持批量患者输入体征。

(7) 支持以时间为横轴，绘制体征记录的标记、各类生命体征数据的曲线。

(8) 支持体温单(或三测单)查询和打印输出，支持按周续打。

(9) 支持异常体征数据的警示。

(10) 支持表格式护理记录(如护理评估单、危重护理记录、导管护理记录等)；支持通过模板、自由文本输入方式录入护理摘要信息；支持护理记录录入时支持模板和辅助录入的功能；支持临床自动统计功能，如自动统计患者每日出入量。

(11) 支持护理文书支持相关图片的插入及编辑功能。

(12) 支持护理记录中实现记录级别的权限控制和访问日志，以保障分组护理时信息的安全性。

(13) 支持从护理记录产生费用信息。

(14) 支持打印范围的设置，支持护理文书的打印输出，如批量打印、连续打印、完整打印等。

(15) 支持病情与护理等级的关联控制，病情变化时则发出更改护理等级的提示信息。

(16) 支持跌倒、导管、压疮三类评估单，对患者进行风险评估，主动向高危患者告知跌倒、坠床风险。

(17) 支持书写入院评估时有智能模板。

(18) 支持依据患者体征数据自动完成设定的护理评估(扩展)。

(19) 在执行中实时产生临床必需的护理执行记录的要求(如褥疮情况报告与鉴定表、毛糖护理记录单等)。

(20) 支持护理安全告知书的书写和打印。

(21) 支持查询既往病历记录数据、检查检验结果等供评估时参考的功能。

(22) 支持患者检查、检验报告单的浏览，支持以时间为横轴，对重要化验指标进行历史趋势分析，支持表格或趋势图的分析，支持异常化验指标的警示。

(23) 支持护理病历的浏览和查询。

12.5.5 费用处理

(1) 支持病区内患者的各种账务处理，如患者退药、病区退药、出院带药、补记账、住院小处方等，支持增加、修改计费项目(如补录收费项目等)、确认病区费用。

(2) 支持对病区固定项目处理，支持对医嘱联动的材料、特殊药品的静脉配置费用处理。

(3) 支持对患者欠费控制，可设置停药线、报警线等控费措施。

(4) 支持病区内的各种账务统计和相关报表打印输出。

(5) 支持病区一次性卫生材料消耗量查询，卫生材料申请单打印。

12.5.6 病区护理管理

(1) 支持护理病历质控：支持对护理病历终末评分，支持整理归档；支持各类质控任务提醒，对特殊患者、预警任务、超时未完成任务、未答复问题可以提醒质控组。

(2) 支持不良事件管理：支持护理不良事件登记，支持不良事件分级审批，提供对不良事件分析点评，分类上报导出功能。

(3) 支持护士长手册维护：包括护理人员情况、月计划、行政查房、护理质量检查、论文登记教学情况记录、考试考核成绩、护士长例会记录、护士大会记录、考勤记录等。

12.5.7 查询统计

(1) 支持对在院、出区、出院患者进行检索，可查询患者的费用、出入院诊断以及手术信息等。

(2) 支持在院患者当日用药与在院期间用药情况(含发药与退药)查询与统计。

(3) 支持科室收入统计以及出、入、转人次统计。

(4) 支持患者医嘱查询以及新开医嘱按照医嘱录入时间、开始时间查询。

(5) 支持患者医技报告查询以及患者医技收费项目查询。

12.5.8 系统设置

(1) 提供应提供护理结构化模板中，对结构化元素设定录入方式、取值范围、校验规则等属性功能。

(2) 提供护理数据一致性审核及控制规则。

12.6 数据交互

(1) 与出入院管理系统交互：如患者基本信息、入院信息、费用信息等。

(2) 与医技系统交互：如检查检验报告信息、预约信息等。

(3) 与供应室交互：如消毒包、手术包等库存、供应情况等。

(4) 与重症监护系统交互：如生命体征信息等。

(5) 与住院医生工作站交互：可通过医疗卡号、住院号、患者索引号等查询门诊和住院患者的患者基本信息、本次就诊记录、历史就诊记录。

(6) 与临床路径交互：如准入条件、诊断、知识内容同步维护接口。

(7) 与住院护士工作站交互：护理记录可通过接口获取所需医嘱、病历、检查、检验报告等其他临床系统数据。

12.7 相关说明

略。

第 13 章　临床营养膳食管理系统

13.1　定义

临床营养膳食管理系统是指用于各级各类医院协助临床营养科工作人员完成临床营养诊疗和膳食管理工作的计算机应用软件。

该系统一般包括营养筛查、营养会诊、营养评估、营养诊断、营养支持、营养监测、营养宣教、营养病历、日常管理、移动订餐、订餐管理、统计查询等功能。

13.2　目标

（1）便捷辅助营养科工作人员完成患者营养诊疗和膳食管理等各项业务工作，提高营养科工作效率。

（2）支持临床营养诊疗及营养膳食配送环节质量管理提示和警示，督导临床营养诊疗及营养膳食配送行为规范有序地进行。

（3）方便完成营养科的各种业务报表和统计查询工作。

（4）与医院内的其他应用系统实现数据交互和信息共享。

13.3　流程图

13.3.1　功能示意图

临床营养膳食管理功能见图 13.1。

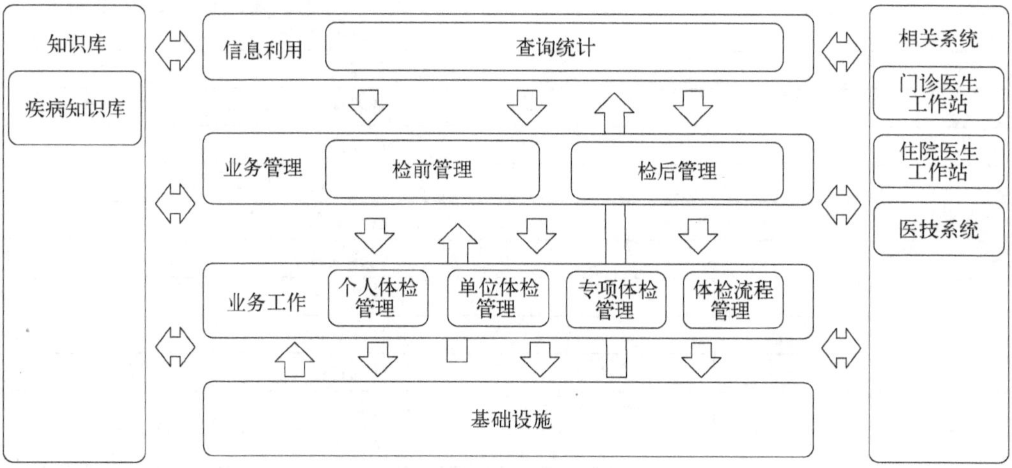

图 13.1　临床营养膳食管理系统功能示意图

13.3.2 业务流程图

临床营养膳食管理系统业务流程见图13.2。

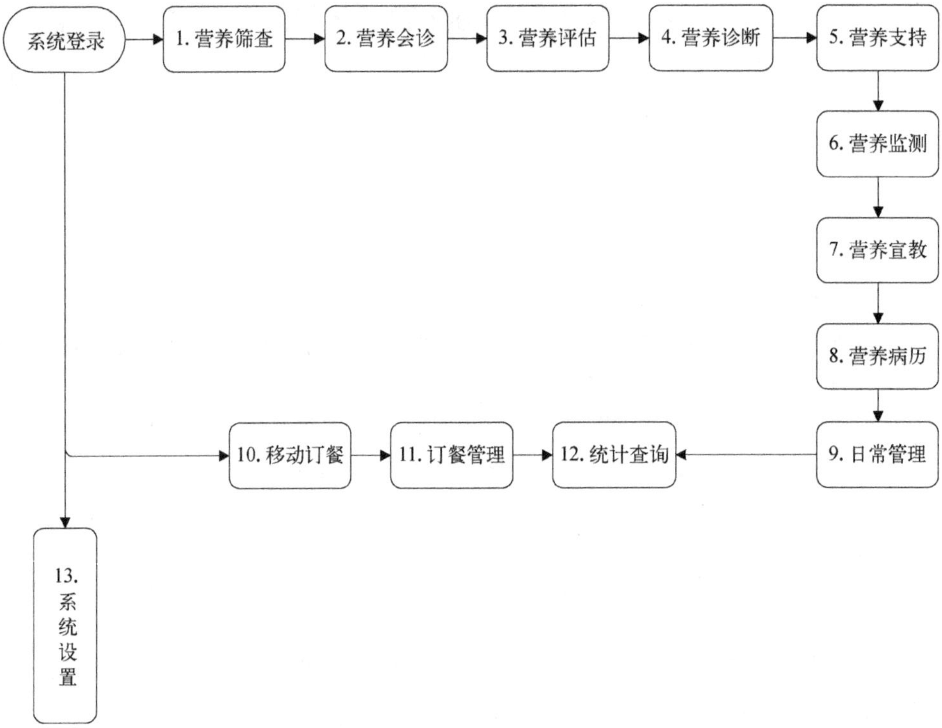

图13.2 临床营养膳食管理系统业务流程图

13.4 功能列表

临床营养膳食管理系统功能模块见表13.1。

表13.1 临床营养膳食管理系统功能模块一览表

序　号	功　能　模　块
1	营养筛查
2	营养会诊
3	营养评估
4	营养诊断
5	营养支持
6	营养监测
7	营养宣教
8	营养病历
9	日常管理
10	移动订餐
11	订餐管理
12	统计查询
13	系统设置

13.5 功能描述

13.5.1 营养筛查

（1）支持自主选择营养筛查方式，如营养风险筛查 2002（nutrition risk screening，NRS）、主观全面评定（subjective globe assessment，SGA）、微型营养评定（miniature nutrition assessment，MNA）等。

（2）支持对住院患者的营养筛查自动评分，并进行营养风险提醒。

（3）支持营养筛查方法的后续扩充，筛查结果可同时反馈至 HIS 及营养病历中。

（4）支持移动筛查。

13.5.2 营养会诊

（1）支持与医生工作站的会诊系统对接。

（2）支持自动提醒会诊申请。

（3）支持营养建议反向推送。

13.5.3 营养评估

（1）支持体格测量评估、实验室检查评估、临床体征评估、消化道症状评估、膳食摄入量评估等多种营养综合评估方式的组合。

（2）支持针对患者病情选择营养评估方式。

（3）实现与 HIS、LIS、护士和医生工作站等系统数据对接。

13.5.4 营养诊断

支持营养师对患者进行营养诊断。

13.5.5 营养支持

（1）支持营养处方填写。

（2）支持开具治疗膳食并自动计算营养成分及占比。

13.5.6 营养监测

支持对患者体征、检验检查结果数据进行监测，观察指标在营养处方应用前后的变化情况，系统能够自动、全面对比患者就诊期间重要指标的变化趋势，生成相应图表。

13.5.7 营养宣教

（1）支持宣教模板自动匹配和手动选择。

（2）支持多种形式宣教。

（3）针对疾病诊断和营养诊断，系统提供全面的宣教内容供个性选择。

13.5.8 营养病历

（1）支持营养诊疗过程信息全部整合，营养病历规范符合等级医院评审要求。

（2）支持涵盖且不仅限于以下内容：基本信息、入院记录、临床诊疗计划、体格检查、营养筛查诊断、患者出入量、营养诊疗计划、病程记录、出院小结等。

13.5.9 日常管理

（1）支持每日菜谱的营养成分分析。

（2）支持一周食谱打印。

（3）支持每日菜谱的批量复制。

（4）支持菜谱模式、套餐模式、菜谱套餐混合模式。

13.5.10 移动订餐

（1）支持移动点餐。

（2）支持住院号身份识别、IC卡识别或者一维/二维扫描码身份识别。

（3）支持配餐员下载所辖病区住院患者信息，膳食医嘱。

（4）支持自动匹配对应治疗膳食。

（5）支持点餐信息的即时查询和修改，包括转床、加餐、退餐等。

（6）支持点餐小票打印。

（7）支持实时在线订餐、退餐、补订餐。

13.5.11 订餐管理

（1）支持住院患者集体预订点餐、治疗膳食套餐、特殊治疗膳食配餐，并能进行营养分析。

（2）支持点餐时查看患者饮食医嘱。

（3）支持根据患者饮食医嘱自动匹配对应治疗饮食。

（4）支持患者信息的查询，可根据病区、床号、住院号等。

（5）支持点餐时显示合计金额。

（6）支持对单个患者进行补订餐、退餐。

（7）支持套餐、点餐、小炒多模式。

（8）支持自动与医院收费系统对接，自动扣费记账管理。

13.5.12 统计查询

（1）支持自动生成集体配餐食谱表、特殊治疗饮食食谱表、科室分菜单、特殊治疗饮食分菜标签、科室领菜统计表、膳食灶别统计表、膳食类别统计表、采购用料统计表、营业情况统计表、就餐率统计表、全院膳食统计表等报表。

（2）支持配餐信息、点餐信息、收费信息等重要信息的查询。

（3）支持操作员筛查、会诊等工作量统计。

13.5.13 系统设置

(1) 支持食堂设置管理。

(2) 支持设置每个食堂所对应的科室。

(3) 支持设置每个病区所对应的科室。

(4) 支持设置每个病区所对应的用户。

(5) 支持设置每个灶类所对应的医嘱。

(6) 支持设置每个灶类所对应的价格。

(7) 支持设置每个食堂下所拥有的移动终端用户及信息。

(8) 支持设置病区对应的移动设备信息。

(9) 支持自行对食物库、菜谱库进行配置。

(10) 支持对收费模式、点餐模式进行配置。

(11) 支持对标准饮食医嘱营养素、膳食调价进行设置。

(12) 支持设置菜谱灶类信息。

(13) 支持设置菜谱类别信息。

(14) 支持 HIS 基础数据信息同步。

13.6 数据交互

(1) 与出入院管理系统交互：获得患者的基础信息(如患者姓名、性别、年龄、科室等),实现点餐时自动扣费记账。

(2) 与住院医生工作站交互：获得医师营养会诊后的营养建议;在营养评估时,获得患者病情、消化道症状等临床数据。

(3) 与住院护士工作站交互：在营养评估时获得患者体格检查数据、临床体征数据、膳食摄入量数据等。

(4) 与检查、检验系统交互：在营养评估时获得患者检查报告、检验报告。

(5) 与电子病历系统交互：实现对营养诊疗过程信息的全面整合。

13.7 相关说明

略。

第 14 章 体检管理系统

14.1 定义

体检管理系统是指用于大型医疗机构内体检部门及各级各类医院与各专业体检中心，支持各相关科室工作人员完成体检业务的计算机应用系统。

该系统一般包括检前管理、个人体检管理、单位体检管理、专项体检管理、业务流程管理、检后管理、查询统计等功能。

14.2 目标

(1) 便捷辅助体检科室医务人员完成体检各项业务工作，提高工作效率，实现标准化、智能化信息录入。

(2) 方便完成体检科室的各种业务报表和统计查询工作。

(3) 与机构内的其他应用系统实现数据交互和信息共享。

14.3 流程图

14.3.1 功能示意图

体检管理系统功能见图 14.1。

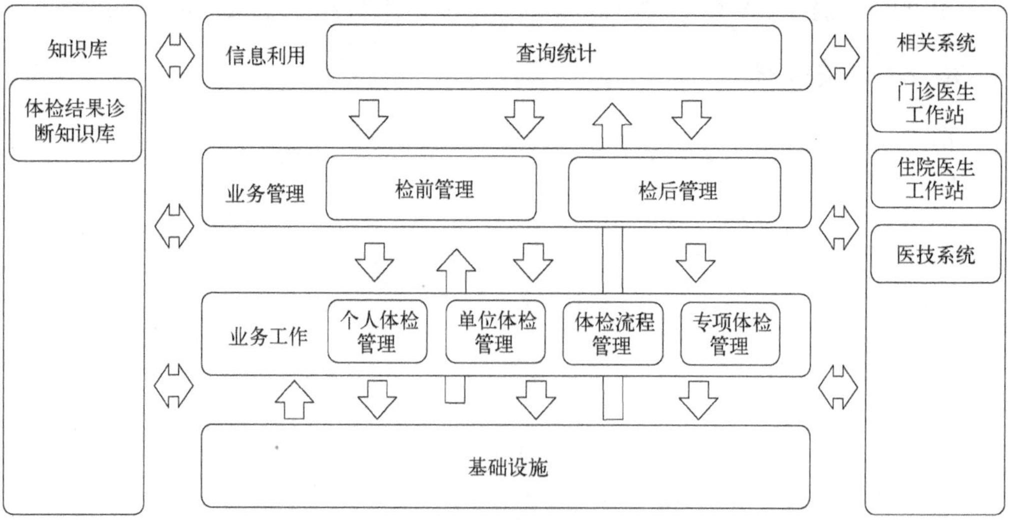

图 14.1 体检管理系统功能示意图

14.3.2 业务流程图

体检管理系统业务流程见图 14.2。

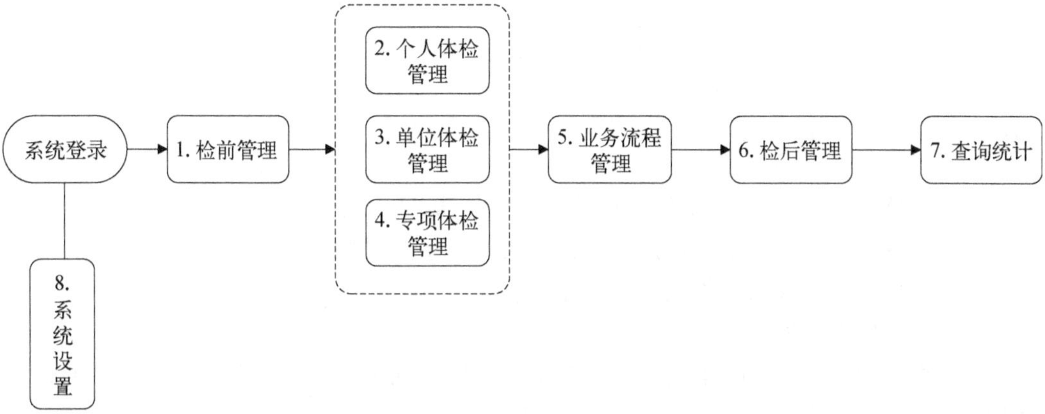

图 14.2 体检管理系统业务流程图

14.4 功能列表

体检管理系统业务功能模块见表 14.1。

表 14.1 体检管理系统功能模块一览表

序　号	功　能　模　块
1	检前管理
2	个人体检管理
3	单位体检管理
4	专项体检管理
5	业务流程管理
6	检后管理
7	查询统计
8	系统设置

14.5 功能描述

14.5.1 检前管理

14.5.1.1 支持网上预约

（1）支持网上个人信息注册，针对个人情况进行问卷调查、套餐项目选择及体检咨询。

（2）支持体检机构的干部体检、VIP 体检等部门选择，客户可根据个人实际情况，合理地选择和安排体检部门，确定预约体检时间。

(3) 支持客户按个人实际情况，选择相应的套餐与体检项目。

(4) 支持个人信息录入、项目选择，以完成本次预约。

14.5.1.2　支持体检日程安排管理

通过体检人员的体检套餐与特殊项目的限额、体检人数的控制，形成每周体检日程一览与任务提醒，合理安排医护人员排班。

14.5.2　个人体检管理

14.5.2.1　体检登记管理

(1) 支持基本信息登记，支持通过卡号、姓名、拼音、身份证号定位人员信息。

(2) 支持基本信息登记时直接读取身份证的信息与照片。

(3) 支持摄像头现场采集人员的照片信息。

(4) 支持模糊匹配系统中已存在的人员信息。

(5) 支持项目登记时，输入、修改体检的整体优惠比例或某一个体检项目的优惠比例。

(6) 支持可选套餐列表，可显示已经设定的可选体检套餐。

(7) 支持项目登记时增加单独收费项目，统一管理体检人员确认到检、导检单条形码打印、信息更改、放弃项目、延期检查、报告期限管理相关功能，同时图表显示体检进度统计。

(8) 支持增加、删除、修改体检人员，维护人员基本信息。

(9) 支持体检人员照片设置或身份证扫描。

(10) 支持查找患者的过滤方式：磁卡号、姓名、手机号、电话、单位。

(11) 支持智能检索、精确定位、当天查询、高级查询等。

14.5.2.2　个人体检账单管理

(1) 支持个人体检项目收费信息及明细项目账单的显示，可对个人体检项目账单进行增加、修改、删除操作。

(2) 支持个人信息查阅，包括基本信息、体检信息、体检项目信息、体检费用信息等。

(3) 支持体检过程中项目变更(加项目或退项目)、账单费用变更的处理。

(4) 支持所有修改内容在保存后生效，保存之前可撤销修改内容。

14.5.2.3　人员关键信息维护

对体检人员基本信息进行维护及修改，按姓名、身份证、卡号等条件查询、调用修改及维护，保存。

14.5.3　单位体检管理

14.5.3.1　单位信息管理

(1) 支持随时新增单位信息，并维护原有单位信息，包括单位基本信息、单位体检记录信息及单位所辖部门(团队)。

(2) 支持新增一个部门(团队)或删除当前的部门(团队)，可根据代码、拼音、五笔选择部门(团队)，显示部门(团队)基本信息及单位信息。

(3) 支持维护多种部门(团队)体检状态，如未体检、体检中、体检结束等。

(4) 支持同一个单位登记多次体检记录。

(5) 支持按机构区分单位,不同机构可增加不同单位。

14.5.3.2 单位分组管理

(1) 支持对同一单位体检人员进行分组。

(2) 支持对不同分组设置选择不同的优惠折扣。

(3) 支持对不同分组设置选择不同的套餐。

(4) 支持多种结算方式,灵活应对单位缴费情况。

14.5.3.3 单位预约管理

(1) 支持单个人员预约信息添加。

(2) 支持管理、添加、删除预约体检单位人员信息。

(3) 支持 Excel 导入或导出体检单位人员、部门等信息。

(4) 支持体检单位人员自动分组或手动分组。

(5) 支持体检单位人员批量设置分组。

(6) 支持体检单位人员批量正式登记。

14.5.3.4 单位体检项目修改

(1) 支持正在体检的单位临时增加人员体检。

(2) 支持将新增加的个人体检列入已存在或新增加的分组中。

(3) 支持对新增加的个人体检项目进行单独的修改、增加、删除等操作。

(4) 支持在单位体检人员正式登记后,可进行项目修改(加项目、退项目、打折等)。

(5) 支持批量增加、批量删除、批量修改分组等。

(6) 支持导入体检人员照片信息。

(7) 支持人员模糊检索及精确定位,支持多选及快捷键多选。

14.5.3.5 单位体检账单管理

(1) 支持统计单位人员体检情况、项目信息及费用信息。

(2) 支持新建单位人员账单,可对单位(部门)进行单独结账。

(3) 支持新建账单时按体检日期、分组等信息对体检人员进行筛选。

(4) 支持对体检人员结算方式的选择,包括按分组结算、按项目合计结算。

14.5.4 专项体检管理

14.5.4.1 健康证体检

(1) 支持健康证体检人员信息及检查项目的快速登记。

(2) 支持健康证批量审核管理。

(3) 支持健康证打印、发放管理。

14.5.4.2 职业类体检

(1) 支持职业接触的危害因素相关内容的设置。

(2) 支持职业类体检人员基本信息、危害因素、检查类别、检查项目信息等登记。

(3) 支持职业健康检查症状、职业史、个人家族病史等问诊情况的数据录入。

(4) 支持职业健康检查总体状态评估,职业检查体检报告打印管理。

(5) 支持职业检查结论统计、疾病统计、单位专项指标统计。

(6) 支持在院外进行体检时，无网络条件下的单机版（登记、打印导检单、录入结果）功能，并在体检结束能把结果上传汇总到体检中心服务器。

14.5.5 业务流程管理

14.5.5.1 体检人员管理

(1) 支持体检人员签到，预览并打印体检单、各种检查检验条形码、收据等。

(2) 支持人员体检项目更改。

(3) 支持查询体检人员体检情况。

14.5.5.2 体检结果录入

(1) 支持专科医生录入对应的体检项目的结果。

(2) 支持对体检结果和个人资料的录入。

(3) 支持在体检结果录入时，设定正常结果默认、异常结果鼠标选择录入、异常结果自由组合选择录入、异常结果编码录入、数值结果极限值自动判断、数值结果偏高偏低自动提示、阳性结果自动标定，使体检医生能够简单、高效、正确地录入检查结果。

(4) 支持血压的自动评定。

(5) 支持体检医生当场录入受检人员的体检结果或最后集中录入所有受检人员的体检结果。

(6) 支持初步意见可以直接选择初步意见模板。

(7) 支持对输入结果的校验，不符合条件的结果不能通过，如血压的设定范围应在0～360 mmHg之间，不在此范围内的结果不能通过。

(8) 支持引用检验、检查的结果。

(9) 支持体检医生可查询当前已体检人员、待体检人员的数量。

(10) 支持可查看当前体检人员的历史体检报告信息。

14.5.5.3 总检审核

(1) 支持根据姓名、登记日期、体检状态、总检状态等筛选体检人员。

(2) 支持查看体检人员的体检结果、个人信息。

(3) 支持对体检人员的综述建议进行录入、修改。

(4) 支持对体检人员的疾病给予最终诊断。

(5) 支持给出体检的最终结论。

(6) 支持以上信息完成后，可保存、修改、预览打印体检报告。

14.5.5.4 体检报告综合管理

(1) 支持体检报告期限控制，避免出现超时。

(2) 支持心电图、B超、放射科检查的图文报告。

(3) 支持精确、模糊检索体检人员。

(4) 支持预览、批量打印体检人员报告。

(5) 支持内部签收体检报告。

(6) 支持体检报告发放记录。

(7) 支持授权情况下个人或单位批量电子版体检报告发放或传送。

14.5.6 检后管理

14.5.6.1 体检回访管理

(1) 支持针对各个客户的检查结果，制定个性化的周期回访计划。

(2) 支持通过电话、短信等进行回访，记录回访结果。

14.5.2.2 检后健康咨询

支持网上健康调查问卷、健康咨询问答等，提供日常生活、饮食、运动保健等健康常识。

14.5.2.3 体检报告查询

支持客户进行自助体检报告查询，查看每项体检项目的检查明细，并支持下载体检报告。

14.5.7 查询统计

14.5.7.1 个人历次体检对比分析

(1) 支持通过关键信息检索体检人员。

(2) 支持选择体检人员后，系统根据患者内码(即唯一值)检索人员历史体检记录并展示。

(3) 支持历次体检记录检索完成后，展示对比信息。数值型数据支持折线图展示，更清晰地反映人员身体状况波动情况。

14.5.7.2 单位体检报告

(1) 支持人员分布统计：用于统计体检人员所属年龄段，以及每个年龄段所包含的人员数量及所占比率。

(2) 支持疾病综合统计：可统计某单位某次体检中人员所患疾病的数量，以及疾病对应的人数及所占比率。单位可清晰地了解单位人员所患的疾病情况，从而进行相应的疾病预防和人员调整。

(3) 支持单项疾病统计：相对于疾病综合统计，可更精确地展示每种疾患者数、比率，以及所包含的人员。

(4) 支持根据单位信息进行多次体检情况的查询。

(5) 支持单位体检的已检人员及项目、未检人员及项目的查询。

(6) 支持设置报告选项及报告导出。

14.5.7.3 专项体检报告统计

支持职业检查结论统计、疾病统计、单位专项指标统计。

14.5.7.4 工作量统计

(1) 支持受检人员体检情况统计。

(2) 支持体检医生工作量统计。

(3) 支持综述疾病诊断汇总。

(4) 支持收费项目统计。

(5) 支持患病受检人员统计。

(6) 支持体检人员体检状态查询。

(7) 支持未体检项目汇总。

(8) 支持未检项目人员名单汇总。

(9) 支持体检结论统计。

14.5.7.5　财务统计分析

(1) 支持个人体检项目的多次账单结算与查询。

(2) 支持单位体检项目的多次账单结算与查询。

(3) 支持各种账务统计和相关报表打印输出。

(4) 支持体检项目的新增、修改、价格的调整。

14.5.7.6　体检结果查询统计

支持自定义快捷查询条件，根据实际需要查询特定的数据。

14.5.7.7　综述查询统计

支持按指定时间段、体检对象(单位或个人)进行体检总检综述的查询，可将查询结果分别导出为 PDF、EXCEL 格式进行相关统计分析。

14.5.7.8　自定义智能综合分析

支持自定义智能综合分析，对各类数据进行统计设计。

14.5.8　系统设置

(1) 体检科室设置：进行体检科室的增、删、改操作。

(2) 体检类型设置：进行体检类型设置，并可进行增、删、改、查等操作。

(3) 体检套餐设置：进行成套体检项目的设置，增加成套体检名称、代码、单价，以及体检使用状态；设置相应的套餐对应的收费项目(包括增加、删除和停用)；设置优惠方案的套餐(包括增加、删除和停用)。

(4) 收费项目设置：该模块主要完成收费项目和体检项目的对应关系，以及对收费项目的增、删、改、查操作。

(5) 体检项目设置：进行体检项目与明细项目的对应设置以及体检项目的增、删、改、查操作。

(6) 体检项目分类设置：进行体检项目分类的维护操作。

(7) 条码分类设置：进行条码的增、删、改、查以及条码与体检项目的对应关系设置。

(8) 体检明细项目设置：进行体检明细项目的增、删、改、查以及明细项目与初步意见、疾病诊断的关联操作。

(9) 疾病诊断设置：进行疾病诊断的增、删、改、查以及疾病诊断描述和保健建议的编辑。

(10) 体检结论设置：进行体检结论的增、删、改、查，用于总检时录入结论。

(11) 初步意见设置：进行初步意见和疾病诊断的关联以及初步意见的增、删、改、查操作。

(12) 扩展属性设置：进行扩展属性的新增和保存。

(13) 报告模板设置：进行设计报告模板以及模板和数据的选择。

(14) 体检机构设置：进行体检中心附属机构的新增和修改。

(15) 医技报告类别设置：进行不同报告调用方式的维护。

（16）支持如收费在门诊，则提供批量发送/回收账单功能。

（17）单位结算管理：用于单位体检前或体检后，进行单位人员费用结算统计。针对结算规则设置（支持按分组、项目、人员限额等方式）对账单费用进行管理。

（18）支持医生与相关科室的对应设置。

（19）数据字典设置：完成基础数据字典（职称、工种、职退、职业等编码）的增、删、改、查功能。

14.6 数据交互

（1）与医技系统交互：提供各种检查检验报告，相关预约信息将会与各医技系统关联。

（2）与门诊、住院医生工作站交互：为门诊与住院医生工作站提供体检结果信息。

（3）与第三方短信供应商数据交互：通过短信平台，向受检人员发送预约确认信息，报告领取通知、节日关怀问候等。

14.7 相关说明

（1）健康证为健康检查证明，主要涉及五个行业六种疾病，在很大程度上保护了从业人员和服务对象的健康。

（2）由于部分行业的特殊性，长期从事该行业的劳动者经常会患上职业病。定期的职业体检是有效发现和预防职业病的手段。

第15章 麻醉信息管理系统

15.1 定义

麻醉信息管理系统是指用于各级各类医院协同麻醉科医护人员完成日常围术期工作的计算机应用软件。

该系统一般包括手术申请安排、术前访视及风险评估、手术麻醉记录及监控、复苏记录及评分、手麻质量管理、麻醉处方及费用管理、手术公告系统、查询统计等功能。

15.2 目标

(1) 适应多样性的诊疗设备采集技术，满足不同医疗应用需求。

(2) 辅助医生、护士更规范、更标准地完成医疗操作，完整记录患者诊疗过程，提高医疗质量。

(3) 提供术中患者预警功能，减少医疗差错，防范医疗风险。

(4) 提供麻醉质控数据的采集功能，实现麻醉质控指标的上报。

15.3 流程图

15.3.1 功能示意图

麻醉信息管理系统功能见图15.1。

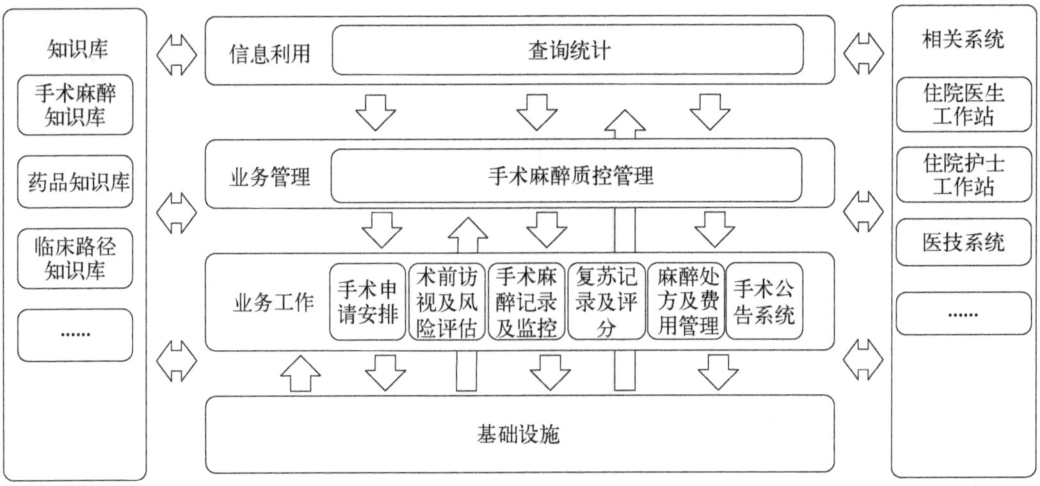

图15.1 麻醉信息管理系统功能示意图

15.3.2 业务流程图

麻醉信息管理系统业务流程见图 15.2。

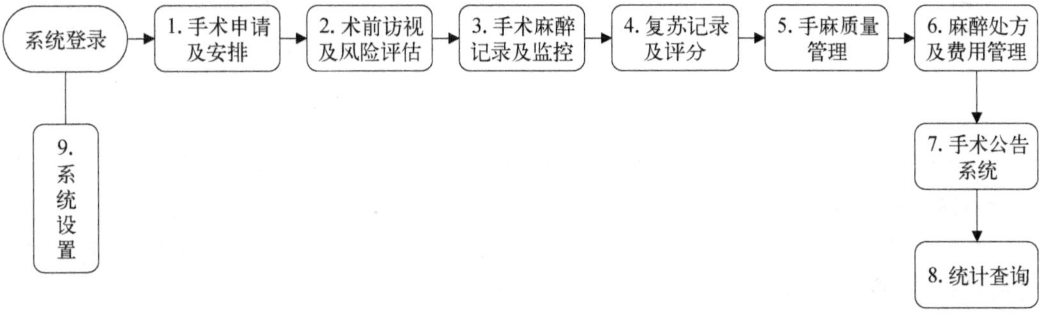

图 15.2 麻醉信息管理系统业务流程图

15.4 功能列表

麻醉信息管理系统功能模块见表 15.1。

表 15.1 麻醉信息管理系统功能模块一览表

序　　号	功　　能　　模　　块
1	手术申请安排
2	术前访视及风险评估
3	手术麻醉记录及监控
4	复苏记录及评分
5	手麻质量管理
6	麻醉处方及费用管理
7	手术公告系统
8	统计查询
9	系统设置

15.5 功能描述

15.5.1 手术申请安排

(1) 支持手术申请接收，支持批量或者指定患者接收手术医生下达的手术申请信息。

(2) 支持安排手术医生下达的手术申请信息，对手术申请进行统筹处理，分配手术资源，完成麻醉的排班过程，并根据手术安排情况自动生成手术通知单。

(3) 支持急诊手术登记安排。支持通过录入患者唯一编码(ID)或住院号获取急诊手术申请信息，便于快速安排患者进行手术。

15.5.2 术前访视及风险评估

(1) 支持自动生成术前访视单,并记录患者基本信息、麻醉方法、术中困难及防范措施等,麻醉医生将依据术前访视单,拟定患者麻醉计划及生成麻醉知情同意书。

(2) 支持术前风险评估,配合麻醉术前访视结果,快速完成麻醉术前评估及评分。

15.5.3 手术麻醉记录及监控

(1) 支持从手术申请中提取患者基本信息、手术人员信息自动填充到麻醉记录单中,实现麻醉事件及用药的快速录入,自动生成麻醉记录单,支持麻醉单模板套用。

(2) 支持设备采集:自动将采集到的监护仪、麻醉机生命体征参数记录在麻醉单上,并将数据实时传送到服务器数据库内进行存储,按照设定的时间间隔,在麻醉记录单上自动标注采集到的生命体征参数;支持不同用户权限对受干扰的体征数据进行图形化修正,并保存修正前原始数据与突出显示修正后的结果。

(3) 支持术中预警:对本手术间床位进行监控,当患者出现异常体征时能弹出消息窗发出警示,支持设定报警内容与范围。

(4) 手术状态维护:以提供时间轴方式显示患者手术流程,显示当前手术状态,若某手术状态下的文书未完成,无法进入下一个手术状态。

(5) 支持在手术间外集中浏览各手术间麻醉过程信息,实现集中监控,能够分屏显示多个手术间内的实时情况。

(6) 手术器械清点:可记录术中手术器械名称和数量,并可记录核对后的器械数量,生成器械清点单,支持通过模板套用录入。

(7) 支持患者血流动力学参数的演算。

(8) 支持录入手术中医生所开医嘱,并打印医嘱清单。

(9) 支持录入并打印病理送检单,可粘贴在送检标本中。

15.5.4 复苏记录及评分

(1) 支持术后复苏过程中麻醉用药、事件情况、生命体征等信息,自动生成复苏记录单,支持延续麻醉记录单模式,保证术中与复苏过程中患者的数据连贯一致。

(2) 提供术后麻醉 Steward 苏醒评分、疼痛评分。

(3) 支持对手术患者进行术后手术信息补登记,便于术后统计。

(4) 支持术后复苏记录,支持记录对患者的麻醉过程、麻醉效果进行总结,自动生成麻醉总结单。

(5) 支持术后访视:麻醉后 72 小时内随访,并记录有关并发症信息,完成术后、镇痛患者的访视记录。

15.5.5 手麻质量管理

(1) 病案管理:支持对已完成的麻醉病案进行提交,提交后的病案不允许编辑、修改;支持能够将患者麻醉病案上传至电子病历系统(EMR),并能够追溯历史文书版本;提交病案时进行提醒;检查指定时间范围内所有患者的病案提交的完整情况。

（2）三方核查：提供符合国家卫生和计划生育委员会标准的手术安全核查单格式，能够在麻醉实施前、手术开始前和手术结束后对手术相关信息进行手术医生、护士、麻醉医生三方确认。

（3）支持 APACHE 评分、TISS 评分、PRAS 麻醉恢复评分等多种评分方法。可根据输入或监护仪器采集的数据自动对患者进行评分，通过趋势变化对病情和治疗效果进行跟踪，同时结合患者其他临床症状，便于对患者当前状态的评估并给出评估报告。

（4）提供麻醉医疗文书质控功能，可核查麻醉医疗文书的完成情况、填写正确性等。麻醉质控医师可对麻醉医疗文书进行留痕质控修改。

（5）支持自动汇总质控相关数据，便于科室定期自查，满足等级医院评审要求。具体统计项目包括：

a. 麻醉总例数/季/年。

b. 由麻醉医师实施镇痛治疗例数/季/年。

c. 由麻醉医师实施心肺复苏治疗例数/季/年。

d. 麻醉复苏（Steward 苏醒评分）管理例数/季/年。

e. 麻醉非预期的相关事件例数/季/年。

f. 麻醉分级（ASA 病情分级）管理例数/季/年。

（6）支持对不良事件与麻醉质控 17 项指标进行信息化上报，满足麻醉质控要求；支持不良事件模板套用。具体统计项包括：

a. 麻醉科医患比。

b. 各 ASA 麻醉患者比例。

c. 急诊非择期麻醉比例。

d. 各类麻醉方式比例。

e. 麻醉开始后手术取消率。

f. 麻醉后监测治疗室（PACU）转出延迟率。

g. PACU 入室低体温率。

h. 非计划转入 ICU 率。

i. 非计划二次气管插管率。

j. 麻醉开始后 24 小时内死亡率。

k. 麻醉开始后 24 小时内心搏骤停率。

l. 术中自体血输注率。

m. 麻醉期间严重过敏反应发生率。

n. 椎管内麻醉后严重神经并发症发生率。

o. 中心静脉严重并发症发生率。

p. 全麻气管插管拔管后声音嘶哑发生率。

q. 麻醉后新发昏迷发生率。

15.5.6 麻醉处方及费用管理

（1）支持麻醉处方转抄，可打印电子麻醉处方单。

（2）支持通过自定义的麻醉收费模板，收取患者的麻醉用药费用。

(3) 支持通过自定义的手术收费模板，收取患者的手术收费清单。

15.5.7 手术公告系统

(1) 支持手术安排大屏滚动显示需要发布的手术麻醉排班信息，如手术间号、患者姓名、年龄、性别、手术名称、麻醉医生、手术医生、手术护士等信息。

(2) 支持家属公告大屏自动显示手术患者的手术进行状态，使手术患者家属及时了解手术进展情况。可显示的信息包括手术间号、科室、手术名称、患者姓名、手术开始时间、手术状态等。

15.5.8 统计查询

(1) 麻醉工作量统计：支持根据指定条件实现进行临床科室工作量统计、麻醉科工作量统计、麻醉医生工作量统计、麻醉方法统计、麻醉 ASA 分级统计、镇痛治疗统计、复苏室患者统计、不良事件统计等。

(2) 手术信息统计：支持根据制定条件进行手术医生工作量统计、护士工作量统计、手术分类综合统计、手术 ASA 分级统计等。

(3) 支持集中打印患者的麻醉相关病案，打印病案后自动完成病案归档。

(4) 支持查询指定患者历史住院的麻醉病案。

15.5.9 系统设置

(1) 基本信息维护：支持对医护人员基本信息、本地麻醉字典(麻醉事件、麻醉常用量、麻醉方法)、科室手术间、文书模板等进行维护。

(2) 支持本地数据采集：在网络中断时仍能独立工作，保证采集床边监护设备输出的生命体征数据不中断，网络恢复后能够将数据传送给服务器。

(3) 支持操作审计：对手术麻醉信息的创建、修改和删除等数据更新操作记录日志(至少包括操作者、操作时间、操作内容等)，并提供根据审计项目追踪查看其所有操作者、根据操作者追踪查看其所有操作的功能。

15.6 数据交互

(1) 与住院医生工作站交互：获取患者基本信息、医嘱信息、住院信息、手术申请信息、患者病历、病程记录等，并将患者麻醉病历上传至电子病历系统。

(2) 与临床检验管理系统交互：获取患者检验报告。

(3) 与放射科影像管理系统交互：获取患者影像报告。

(4) 与消毒供应室系统交互：获取手术器械包信息。

15.7 相关说明

略。

第16章 随访管理系统

16.1 定义

随访管理系统是指用于各级各类医院协助有随访需求科室工作人员采集患者在诊疗、康复过程中按规定要求提供的个人主观感受及客观数据的计算机应用软件。

该系统一般包括患者信息管理、患者随访管理、患者关怀管理、统计查询等功能。

16.2 目标

(1) 辅助工作人员完成患者随访信息采集及随访任务管理工作,满足临床业务及科研教学的需要。

(2) 配合医务人员开展资料统计和分析工作,加强信息资料利用,指导业务工作更好地开展。

(3) 与医院内的其他应用系统实现数据交互和信息共享。

16.3 流程图

16.3.1 功能示意图

随访管理系统功能见图16.1。

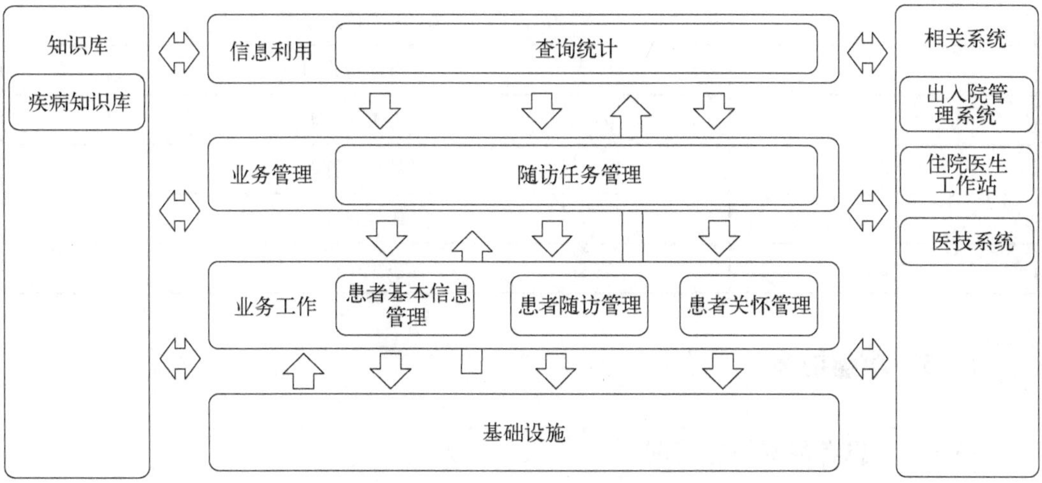

图16.1 随访管理系统功能示意图

16.3.2 业务流程图

随访管理系统业务流程见图 16.2。

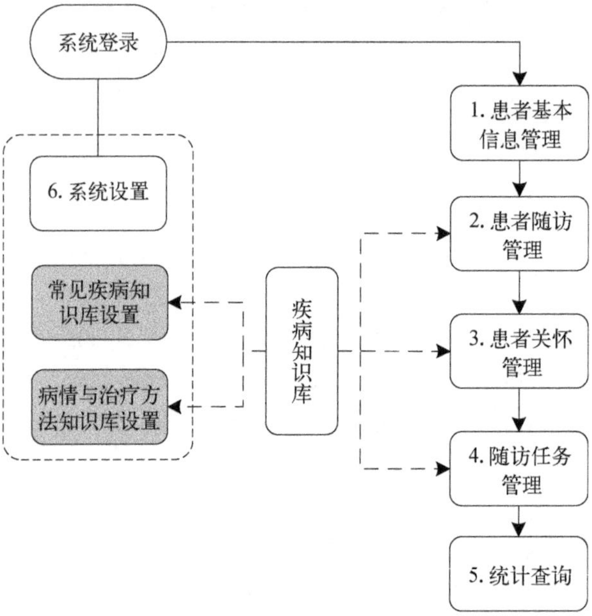

图 16.2 随访管理系统业务流程图

16.4 功能列表

随访管理系统功能模块见表 16.1。

表 16.1 随访管理系统功能模块一览表

序　号	功　能　模　块
1	患者基本信息管理
2	患者随访管理
3	患者关怀管理
4	随访任务管理
5	统计查询
6	系统设置

16.5 功能描述

16.5.1 患者基本信息管理

(1) 支持从挂号收费系统、出入院管理系统定时获取患者基本信息并进行管理。

(2) 支持通过诊断、患者类型、出入院日期、就诊日期等字段进行患者过滤，快速过滤满足条件的患者。

(3) 支持在导入或手工录入患者基本信息时，对患者反馈的初步临床症状进行沟通记录，供之后诊疗参考使用。

16.5.2 患者随访管理

(1) 支持多种类型的随访计划：可分为多个专题，如回访、专病随访等。

(2) 支持对患者进行随访归类：可根据事先设置的患者类型、诊断等条件自动分组，也可通过手工分组模式进行分组。

(3) 支持科室专病随访：可通过科室医生建立的随访计划定期对随访对象进行随访，主要随访内容偏向于个人生活行为评估、病情最新进展等。

(4) 支持随访中心回访：包括科室及患者满意度调查、患者日常咨询、协助患者就诊及就诊后满意度情况调查。

16.5.3 患者关怀管理

(1) 支持根据节日、患者生日设置祝福语、问候语，支持短信平台推送。

(2) 支持多种推送模式，可设置任务定点推送，也可手工推送关怀信息。

16.5.4 随访任务管理

(1) 支持根据不同患者类型、不同诊断定制随访计划，自由定义随访次数、随访周期。

(2) 支持随访科室负责人快速浏览随访患者清单，了解随访进展。

(3) 支持随访任务提醒，可定义任务触发时间及频率，支持主动对随访操作员提醒；支持与患者手机绑定，以提醒患者准备随访。

16.5.5 统计查询

(1) 支持随访工作量统计：支持根据时间、出院科室及随访医师统计随访工作量。

(2) 支持随访人员完成率统计：可根据任务安排时间统计随访率。

(3) 支持随访记录查询：可根据随访计划时间、出院科室、随访医师、随访模板等查询全院随访结果。

(4) 支持多维度随访满意度查询：可对全院、科室、医生、日常随访、专题随访、随访人员等统计随访满意度。

(5) 支持逐层下钻查询统计数据明细：根据随访结果下钻详细随访信息，导出随访记录到科研系统中。

16.5.6 系统设置

(1) 支持多种随访模式的设置，如电话、短信、邮件等。

(2) 支持对患者基本信息的非空和加密项进行设置。

(3) 支持自定义随访模板、问题内容，答题类型可分为选择项、问答项、告知项等。

16.6 数据交互

（1）与门诊挂号收费系统及出入院系统交互：获得患者的基础信息供工作人员与患者联络。

（2）与住院医生工作站交互：获得患者的临床信息以供工作人员调阅参考使用。

16.7 相关说明

略。

第 17 章　临床检验管理系统

17.1　定义

临床检验管理系统是指用于各级各类医院辅助检验科完成日常检验业务及实验室管理的计算机应用软件。

该系统一般包括综合检验业务处理、微生物业务处理、质控管理、科室管理、统计查询等功能。

17.2　目标

(1) 辅助检验科工作人员完成临床检验业务及实验室管理工作。

(2) 自动多角度智能化审核数据，减少随机误差，提高检验结果的可靠性。

(3) 提供检验科所需查询和报表，方便完成统计工作，满足医院管理、科研和教学的需要。

(4) 与医院内的其他应用系统实现数据交互和信息共享。

17.3　流程图

17.3.1　功能示意图

临床检验管理系统功能见图 17.1。

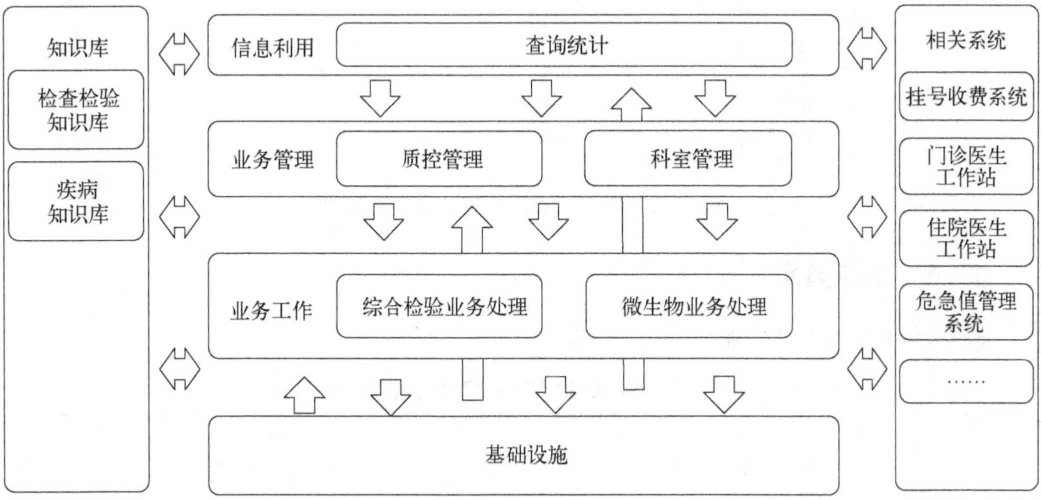

图 17.1　临床检验管理系统功能示意图

17.3.2 业务流程图

临床检验管理系统业务流程见图 17.2。

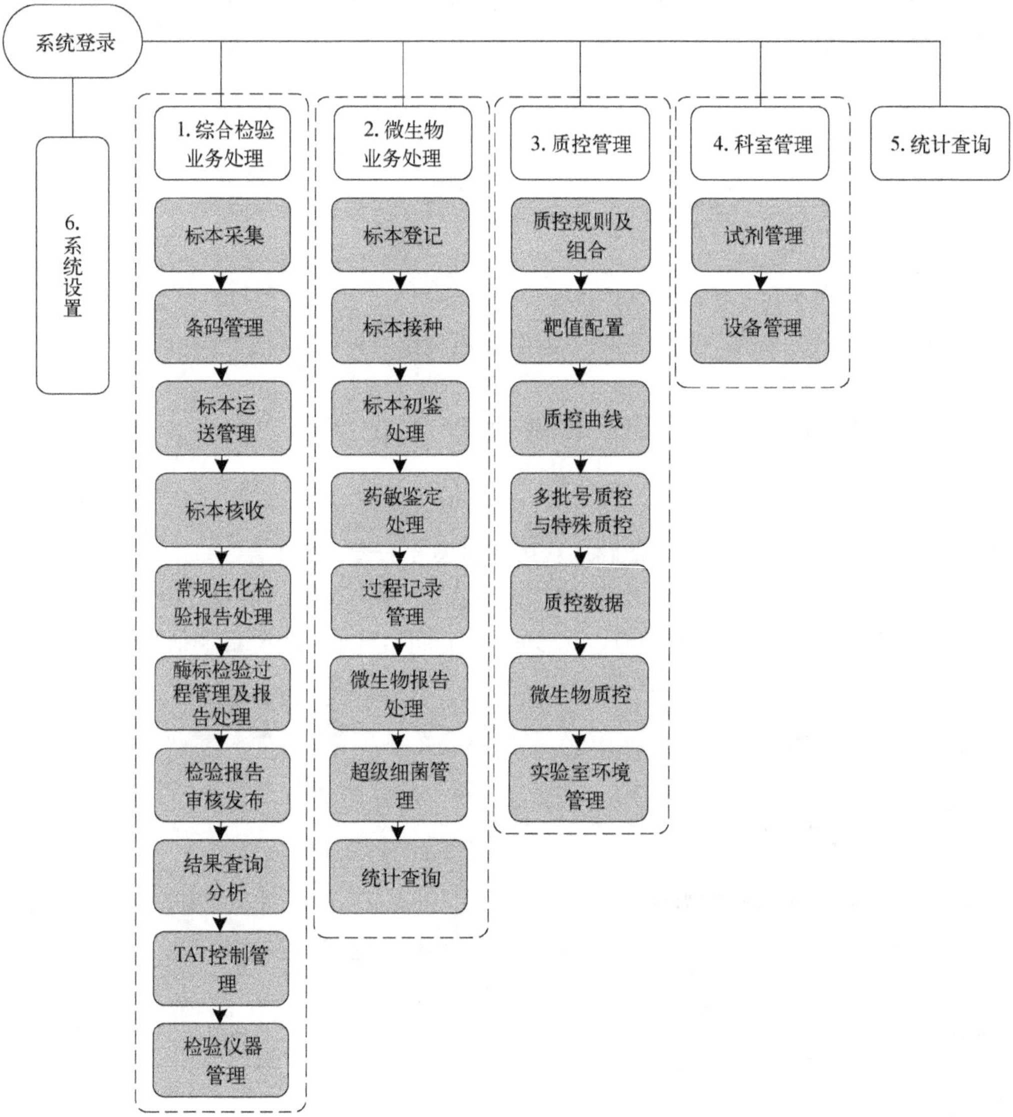

图 17.2 临床检验管理系统业务流程图

17.4 功能列表

临床检验管理系统功能模块见表 17.1。

表 17.1 临床检验管理系统功能模块一览表

序 号	功 能 模 块
1	综合检验业务处理
2	微生物业务处理

续表

序　号	功　能　模　块
3	质控管理
4	科室管理
5	统计查询
6	系统设置

17.5 功能描述

17.5.1 综合(常规、生化、免疫)检验业务处理

17.5.1.1 标本采集

(1) 支持患者信息获取与确认：通过刷卡、条码扫描、手工录入等方式，获取患者基本信息与检验申请信息，并对患者信息、检验项目信息、采集标本信息等进行确认。

(2) 支持标本采集：同时具有住院、门诊标本采集模式，对门诊患者提供统一标本采集，对住院患者提供病区医护人员采集，标本采集完成后同时进行标本与条码绑定。

(3) 支持检验标本采集及确认：申请信息的标记颜色与真空采血管管帽颜色对应，方便护士选择不同要求的试管。

(4) 住院标本采集：可通过移动设备等手段实现检验医嘱闭环。

(5) 门诊标本采集：支持标本采集窗口进行采集规则(如标本种类、采集部位、不同人群等)配置，实现不同的采集窗口只根据本窗口规则进行标本采集。

(6) 支持门诊抽血排队叫号系统：系统提供流水号模式和按卡号获取排队号两种方式，支持儿童、老人、特殊项目设置优先等。

(7) 支持系统根据登录人信息，自动记录标本的采集日期时间、采集操作者和工号等。

(8) 支持检验计费：在标本采集条码绑定的同时可执行住院患者及预缴金患者的收费确认，并可进行补费和退费操作。

(9) 支持回执单打印：标本采集结束后，可打印回执单交付患者，回执单内容包括患者资料、医嘱号、条形码、检验项目、取单日期(时间、地点)等信息。

(10) 支持门诊患者检验未收费提醒。

(11) 支持住院患者检验项目未确认提醒。

(12) 支持检验结果项目自动校验(数量、申请单对应)，多做或漏做项目校验等。

(13) 支持标本查询、标本状态跟踪查询，采集人员工作量统计、采集金额统计等。

17.5.1.2 条码管理

(1) 支持条形码作为贯穿整个检验流程的唯一标志，即在标本标签、报告单、接收单、回执单等均采用条形码作为唯一标志。

(2) 条形码反映的信息包括科别、患者姓名、门诊号或病历号、年龄、性别、标本类型、检验项目、打印时间等。

(3) 支持预制条码和患者信息的绑定。

(4) 支持打印条码和患者信息的绑定。

(5) 支持条形码打印一式多份。

(6) 支持条码信息对一条检验申请，多个标本采集或多次执行的情况进行区分，即每个标本都具有一个唯一标志。

(7) 支持在预设权限规则的控制下，系统可以进行条码重打。

(8) 支持门诊患者未收费不允许打出条码，住院患者需要在医师医嘱审核之后才能打印条码。

(9) 支持无收费项目标本的条码流程(如科研标本，外来实验室标本等)。

17.5.1.3 标本运送管理

(1) 支持住院标本送至检验科时，进行条码扫描签收确认。

(2) 支持通过移动设备完成标本条码扫描，进行运送标本信息记录。

(3) 支持记录每次标本交接的日期和时间、运送人员、工号及运输方式。

(4) 支持查询运送过程中的标本数量及具体信息。

(5) 支持汇总打印运送标本清单，实现批量标本交接，运送标本清单内容包括交接人、交接时间、标本种类及数量、目的地、运送人等。

(6) 支持外送至外院或区域检测中心的标本物流人员进行条码标签扫描签收确认。

17.5.1.4 标本核收

(1) 支持标本核收：进行标本合格性验证，负责记录签收人、签收时间、生成签收号、提取患者信息和检验信息，对于住院患者标本签收时可实现自动计费。

(2) 支持标本退回：针对不合格标本(损毁、凝集、采集量少)等进行退回处理，记录不合格原因并通知临床护士进行处理。

(3) 支持小组签收：对于已确认核收的标本，按预定检测工作进行分类，由小组执行签收确认。

(4) 支持查询和打印检验任务清单，内容包括唯一标志、顺序号、姓名、患者标志、标本名称、检验项目等。

(5) 支持标本入库排号：提供便捷的批量入库功能(可支持手动或自动生成样本号)；对当天检测标本进行排号分类处理，或对日后标本进行预排号分类处理，方便进行分批测试或对未检标本保留。

(6) 支持样本录入：对于信息不完整或绿色通道患者，系统支持手工录入患者信息和检验信息。

(7) 支持标本存放：根据标本条码标签，对已检测标本进行登记入库，设定入库位置；根据标本条码标签，实时查询已入库标本并定位。

(8) 支持标本销毁：对已出检验结果，无须留样的标本进行销毁记录。

17.5.1.5 常规、生化检验报告处理

(1) 支持通过条形码自动下载患者信息、医嘱信息，自动关联检验项目。

(2) 支持生化、临检、免疫、血流变、凝血、骨髓、脱落细胞等常规检验报告。

(3) 支持自动记录来自检验分析仪的所有结果，并将结果自动归到相应患者的报告界面中。

(4) 支持手工录入，支持单个项目及组合项目的批量录入。

(5) 支持仪器数据人工处理、扩展特殊结果取值范围等。

(6) 支持自定义项目计算公式，根据关联项目的结果和指定的计算公式自动完成项目计算及结果修正。

(7) 支持对需要计算比值的检验结果，系统自动计算。

(8) 支持参考区间区分，如性别、年龄、生理周期等，年龄段应支持新生儿、婴幼儿、儿童、成人、中年、老年等。

(9) 支持异常结果醒目标记，如采用不同颜色、字体进行区别。

(10) 支持多个标本号检验结果并入一个报告，如葡萄糖耐量试验(将空腹、30 min、60 min、90 min 血糖测量值合并入同一个报告)等。

(11) 支持显示检验运行时间、标本号、分析仪内部顺序号。

(12) 支持项目检测结果自动判断，并对危急值给出特殊提示。

(13) 支持复做管理：提供复做结果的追踪管理，将该样本的历次复做结果集中保存，便于工作人员进行分析对比。

(14) 支持修改检验结果显示标记并进行记录，内容包括修改原因、原始数据、修改人、修改时间等。

17.5.1.6 酶标检验过程管理及报告处理

对于免疫检验项目中，需要进行酶标测定的项目，应根据酶标仪的特殊性，提供针对酶标仪器的处理过程。

(1) 支持检验样本号修改：对于部分检验样本同时处理多笔检验项目，同时接入多台检验设备的情况，应在一个条形码信息下，对同一检验样本赋予多个检验编号。

(2) 支持检验样本合并：对于分样本号操作的检验标本，在打印检验单据时进行合并处理，合并时对不同检验样本号按照同一的患者基本信息进行归类合并。

(3) 支持酶标仪板布局：系统提供与检验人员试验中所用酶标仪板完全相同格式和布局规律的电子布局功能。

(4) 支持酶标仪计算方法设定：根据检验的不同方法和计算规律，对检验产生的数据进行阳性率等指标的自动计算功能。如检验设备能够提供指标数的，直接将检验结果传递系统中，自动生成检验报告单。

(5) 支持波长测量：根据稀释倍数选择检验测量中的波长和参考波长值。

(6) 支持自定义模板管理：可以预先定制多种项目模板布局，包括单模板单项目或单模板多项目及样本号布局设置。

(7) 支持系统提供设定对照样本相关参数、临界值及项目判断规则，灰区范围设定及空白对照数据处理方式。

(8) 支持系统提供原始 OD 值、CutOff 值、阴阳性转换结果保存，可以检索打印各个测试模板原始数据打印，数据入库时自动将原始 OD 值、临界值、阴阳性结果转入 LIS，利用报告审核的多种智能审核功能进行报告审核、发布。

17.5.1.7 检验报告审核发布

(1) 支持报告审核功能，可通过权限控制，专人审核，审核后的报告才可发布。

(2) 支持多级审核：对检验报告进行审核时，通过权限和规则控制，实现分人多级审核制度。

（3）支持召回已发布的检验报告，记录召回原因。

（4）支持用不同颜色提示结果的警告水平（如超出正常参考值、生命值），提示样本分析过程中的警告信息或标志。

（5）支持对相关性的项目自动进行比较分析。

（6）支持智能审核：支持自定义审核规则，通过设置审核条件，如测试项目数量验证、结果超出临界值控制、自定义判定规则执行等条件，对报告进行智能快速审核。

（7）支持自动审核逻辑规则的增加、删除、修改和验证。

（8）所有进行自动审核的检验结果，应记录审核踪迹。

（9）支持批量审核报告：通过智能审核能力，可以一次审核多个检验报告。

（10）支持多次历史数据对比，显示历史数据的记录表（包括患者基本信息及结果信息），提供相近两次同一测试项目数据的变化率。

（11）对同一患者的历史数据进行回顾，显示历史数据的记录表（包括患者基本信息及结果信息），进行历史结果的数据分析（如 delta check），提供趋势图展示功能，方便浏览历史结果趋势图。

（12）支持审核通过后，报告检验结果；审核不通过时，记录原因、复查建议、复查结果、处理情况等。

（13）支持自动审核不通过时，显示原因，由检验医（技）师审核后，再发布结果。

（14）支持对超过规定报告时间或指定时间的标本，进行预警提示。

（15）支持提供报告发布、回收功能；支持患者补记账、未执行医嘱查询、批量医嘱录入等功能。

（16）支持报告打印：除可根据医院要求的格式打印文字报告外，还可打印各种图形报告，如血常规的直方图、电泳图形、骨髓细胞图形、体液细胞图形、尿液沉渣图形等。

（17）支持集中和批量打印报告：可集中打印一个患者的所有检验报告，或一次性打印多份报告。

（18）支持报告医师，审核医师的电子签名。

17.5.1.8　结果查询分析

（1）支持通用查询：可根据多条件组合（患者信息、临床信息、时间范围、操作人员等）查询样本的检验结果，也可导入 Excel 形成检验工作列表，以备存档。

（2）支持检验结果分析：如阳性报告统计、趋势分析、超限查询、浮动均值统计、全天数据分析、直线回归与相关分析、受试者工作特征曲线分析（ROC 曲线）等。

（3）支持标本相关查询：如标本状态查询、标本入库查询等。

（4）支持工作量统计：可根据检验项目、送检单位、患者类别、检验仪器等条件统计一段时间内所做项目总数，并可自定义特殊统计报表。

17.5.1.9　TAT（报告回传时间）控制管理

（1）支持详细记录采集-接收时间、标本接收-审核时间、标本采集-审核时间、报告接收-报告发放时间等检验流程的关键时间节点信息。

（2）支持计算标本流转周期，分析报告回传时间（turn around time，TAT）是否合理，提供曲线图、直方图等图形分析。

（3）支持根据设定不同标本检验项目进行时间周期规则设置（如急诊标本），对标本流程过程进行时间片控制，当标本未根据设置的 TAT 时间完成时，进行及时提醒，避免标本处理超时及报告发布超时。

（4）支持通过 TAT 管理功能，进行多种针对性统计查询，如 TAT 合格率、不合格标本等。

（5）统计条件应包括时间段（如申请时间至审核时间）、检验项目、标本号、患者类别（如门诊、急诊、住院等）、送检科室、标本状态（如处理中、已审核、已发布等）等信息。

（6）支持统计结果进行打印或导出多种格式文件（如 Excel）。

17.5.1.10 检验仪器管理

（1）支持单工仪器接收数据：支持通过通信协议接收数据；支持从第三方数据库如仪器自带数据库、独立实验室结果查询接口等，读取检验结果数据。

（2）支持双工仪器控制：电脑传送检验信息（如试验请求信息，包括姓名、性别、出生年月、标本类型、试验项目、稀释倍数等）到仪器，无须人工录入，仪器完成标本检测后，可直接将标本信息回传系统，供系统读取检验结果数据。

（3）支持流水线、预处理：支持自动化设备处理及流水线作业处理。通过扫描上机标本条码信息，对流水线检验标本进行预处理，如脱帽、离心等；同时通过与流水线仪器的双工通信，可向流水线仪器传送检验信息，流水线仪器自动完成标本检测，并将检验结果数据回传系统。

17.5.2 微生物检验业务处理

根据微生物检验业务流程，设计符合标准和规范的微生物业务管理功能，应包含微生物检验的完整业务流程，有效记录各环节相关信息，具备三级报告发布，并可进行查询统计与分析。对于微生物检验流程，从申请开出到标本科室签收的过程，与综合检验流程一致。

17.5.2.1 标本登记

（1）详见本章“17.5.1.1 标本采集”相关内容。

（2）支持标本登记时，提供补记账功能。

17.5.2.2 标本接种

（1）支持合格标本进行接种，接种时系统详细记录培养时间，可自动选择培养仪器，并记录培养位置。

（2）支持培养结果进行详细记录，对于培养为阳性的标本，生成微生物检测的第一级报告，第一时间通知临床。

（3）支持培养仪联机接口。

17.5.2.3 标本初鉴处理

（1）对完成培养，并只需要出涂片报告的标本，可详细记录涂片处理过程，并保存相关涂片信息，记录染色结果。

（2）对于需要做手工生化反应的项目，可提供详细处理过程记录和结果记录。

（3）对于完成初鉴的标本，生成初鉴报告，发布报告到临床，生成微生物检测的二级报告。

17.5.2.4 药敏鉴定处理

（1）由仪器完成自动药敏鉴定的情况，应可根据选择设备情况关联鉴定仪器及板条信息，并自动接收仪器传入数据，形成药敏鉴定结果。

（2）需进行手工检测的情况，可提供手工鉴定操作记录功能，并手动进行结果录入。抗菌药物信息和药敏组合信息系统应提供配置功能，手工药敏鉴定师，可选择输入。

（3）结果记录完成后，生成报告，审核发布。

（4）在进行报告发布时，可支持一种细菌用多组抗菌药物测试的信息记录，同时实现药敏报告临床用药建议，并在报告单上显示，并发布到临床。

17.5.2.5 过程记录管理

支持实验每个阶段产生的记录，生成过程记录单，形成过程记录报告，供检验科医师调阅。

17.5.2.6 微生物报告处理

（1）支持对每个阶段进行分级报告发布，便于临床及时了解阶段性培养结果。阳性药敏报告支持多组药敏结果同出或分开出报告。

（2）支持分段报告：支持样本的涂片、培养、鉴定及药敏的独立报告以及综合报告。

（3）支持微生物检验结果查询：细菌结果为阳性的样本记录统计；药敏结果阳性率统计；细菌综合查询。

（4）支持自动完成致病菌的统计、监测，包括细菌种类、送检科室、送检数量等统计。

（5）支持能选择单个或几种细菌进行各种统计，或选择科室进行统计，或选择几种抗菌药物进行敏感率或耐药率统计。

（6）支持细化样本状态：支持样本在涂片培养鉴定及药敏阶段的状态进一步细化功能便于检索。

17.5.2.7 超级细菌管理

（1）支持根据疫情防控要求设置重点细菌监控预警（如超级细菌、泛耐药菌等）。

（2）支持提供重点细菌（超级细菌、泛耐药菌）的查询与统计功能。

17.5.2.8 查询统计

（1）包括报告查询、工作量统计、院感率、药敏百分比等常规报表。

（2）支持自定义查询方案。

17.5.3 质控管理

17.5.3.1 质控规则及组合

（1）支持自定义规则。

（2）支持对质控规则进行组合，自定义组合规则名称，并可进行停用或使用状态切换。

17.5.3.2 靶值配置

（1）支持在质控品有效期内自由设置靶值的有效期限，不必每月设置一次靶值。

（2）支持同一质控品同一仪器同一时间范围内限制靶值设置的样本号重复提醒，避免在仪器传输数据时发生传入多个靶值内的情况。

（3）支持计算靶值以及移动靶值，通过输入数据来自动计算出靶值、标准差以及变异系数(coefficient of variance,CV),也可对上个月的数据的计算,自动计算出靶值、标准差以及CV。

(4) 支持对配置好的靶值进行规则对应,实现将几种浓度的质控品配置到同一个规则组合中。

17.5.3.3 质控曲线

(1) 支持显示Z分数图、质控图(levey-jennings,L-J图),以及尤顿图、尿液质控图、血液质控图等。

(2) 支持每个月或是自定义的一段时间绘制质控图。

(3) 支持显示的质控曲线分为日内质控曲线和日间质控曲线。

(4) 支持进行不同月份的质控点绘制在同一图上进行对比处理。

(5) 支持对质控数据进行增加,失控数据可进行失控处理并将失控处理报告显示在打印的曲线图上。

(6) 支持对校准液信息进行管理。

17.5.3.4 多批号质控与特殊质控

(1) 支持多批号质控图,以及月中更换质控批号功能。

(2) 支持正负质控(阴阳性质控)、区间质控等特殊质控功能。

17.5.3.5 质控数据

(1) 不能直接修改原质控数据,可区分原始质控数据与用户数据。

(2) 支持靶值对比分析、移动靶值分析功能;支持动态计算出靶值、SD、CV;支持移动靶值功能。

(3) 可提供质控数据导出多种数据格式,可按需定制质控中心接口,方便质控数据上报。

17.5.3.6 微生物质控

(1) 支持微生物室内质控(如药敏质控等)。

(2) 支持对药敏质控信息绘制质控趋势图。

(3) 支持室间质控(如空气、物表监测等)记录管理。

17.5.3.7 实验室环境管理

支持包括实验室空气监测记录、物表监测记录、消毒记录、对实验室的冰箱、温箱、水箱的温湿度监控记录等。

17.5.4 科室管理

17.5.4.1 试剂管理

(1) 支持对试剂及消耗品全面的管理:包括厂家资料、产品介绍、供应商信息、产品规格、产品类型、开瓶有效期等。

(2) 支持入库试剂的详细信息登记:包括包装规格、单位、价格、失效日期、采购金额、存贮货位等。支持多种包装规格,允许大包入库小包出库。

(3) 支持出库清单的试剂单位、出库量、成本等信息的详细记录功能。

(4) 支持对过期试剂进行报损记录处理,可详细记录报损试剂名称、数量、时间等信息,并可统计报损金额。

(5) 支持对库存中特殊状况做必要的标志，并智能提示，如最小库存量自动提示；可自动报告过期试剂清单、低于库存下限的试剂清单等。

(6) 支持反映一个试剂在一定时间内（统计期）的进、支、存、报损、盘盈、盘亏的情况及所有明细。

(7) 支持对失效的试剂情况进行统计分析，及时准确地通知使用者，最大限度地避免试剂损耗。

(8) 支持通过样本项目的检测数量估算试剂的消耗量及盈利情况。

(9) 支持实验室成本核算管理。

(10) 可对供应商进行评价管理。

(11) 支持根据预设规则自动生成试剂采购订单。

17.5.4.2 设备管理

(1) 支持记录冰箱、恒温箱、离心机等实验室设备信息。

(2) 支持记录室内温湿度的日常变化情况。

(3) 支持记录冰箱、恒温箱等设备的温度变化情况。

(4) 支持设备维护计划和提醒。

(5) 支持制定维护计划，对设备进行定期或定时维护。

(6) 支持根据维护计划自动生成维护提醒，便于及时进行维护；支持记录仪器基本信息（厂家、供应商、型号、固定资产编号、维修联系方式等）。

(7) 记录仪器安装使用时间、维修时间、故障原因、维修单位、维修费用等维修事件记录。

(8) 支持记录设备折旧情况，便于进行成本收益分析。

(9) 支持对维修费用在一定的时间段进行费用分摊，便于仪器的成本核算。

(10) 支持提供对仪器设备维修事件的查询。

17.5.5 统计查询

(1) 支持对标本状态进行查询，明确工作进度情况，标本在各工作组分布情况、标本项目完成情况等。

(2) 支持按各实验室统计、按项目统计、按送医师统计、按送检科室等，并进行工作绩效考核管理。

(3) 支持通过各个不同的专业组来查看仪器和测试项目的工作量统计。

17.5.6 系统设置

(1) 支持检验基本项目维护，包括项目代码、项目名称、基本参考值、双工项目等。

(2) 支持特殊参考值维护，如根据患者年龄需设定不同的参考值。

(3) 支持项目危急值维护，可配置危急值极值。

(4) 支持审核条件维护，可自定义审核条件，用于自动或人工审核检验结果时异常值的提醒。

17.6 数据交互

(1) 与门诊收费系统交互，获得患者的基础信息如患者姓名、性别、年龄、科室等；获得患者的医嘱检验项目信息；在门诊检验核收时，可接受已确费的申请单；支持住院检验核收时可获得住院检验申请单；支持向 HIS 返回检验结果信息。

(2) 与其他医技科室的检查检验结果数据交互，可互相查看检验检查结果。

(3) 与医生工作站交互，支持检验申请获取，完整的检验申请应包含以下信息。

a. 支持患者的唯一标志，如门诊号、住院号、体检号等。

b. 提供患者的相关信息，如患者姓名、性别、出生日期、联系方式等。

c. 提供检验项目相关信息，如采集的日期、时间，检验项目对应的标本类型，要求的标本采集部位等。

d. 支持优先权标志，如特急、急诊、普通门诊等。

e. 提供申请医师信息，如医师姓名、工号、所属科室等。

f. 提供患者的临床诊断信息。

g. 返回检验结果，含危急值等。

(4) 与自助服务系统交互，患者可通过卡号、条码等方式，自行在自助设备上打印检验报告。

(5) 与危急值管理系统交互，将检查检验报告项目异常、危急值提供给临床科室。

17.7 相关说明

略。

第 18 章　放射科影像信息管理系统

18.1　定义

放射科影像信息管理系统是指用于各级各类医院辅助影像检查科工作人员完成医学影像检查及相关业务管理工作的计算机应用软件。

该系统一般包括检查预约、检查登记、检查分诊、技师工作站、诊断报告、科研教学、统计查询等功能。

18.2　目标

(1) 实现全院级目前以及即将购置的各种影像设备的集中式的数字化影像数据的存贮和归档。

(2) 实现数据在线存储安全和调阅迅捷。

(3) 实现基于知识库的报告系统。

(4) 与医院内的其他应用系统实现数据交互和信息共享。

18.3　流程图

18.3.1　功能示意图

放射科影像信息管理系统功能见图 18.1。

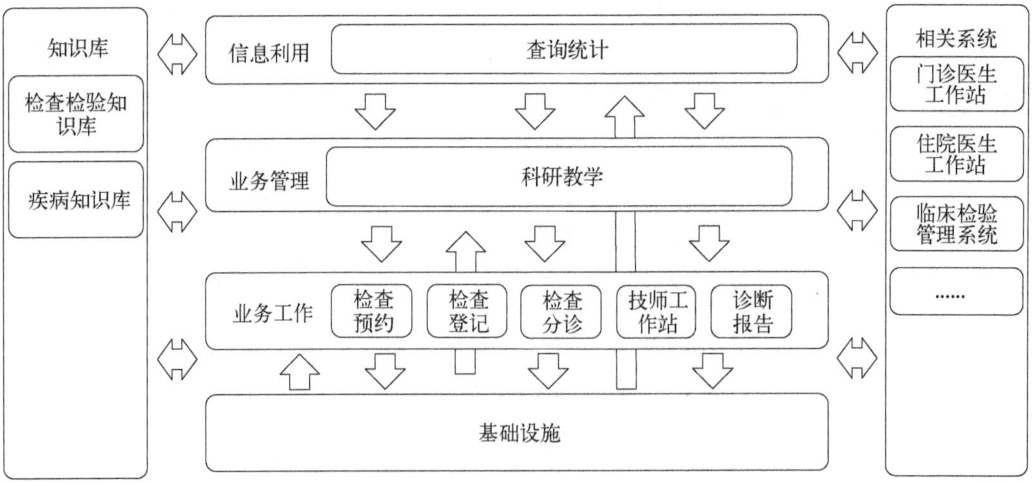

图 18.1　放射科影像信息管理系统功能示意图

18.3.2 业务流程图

放射科影像信息管理系统业务流程见图 18.2。

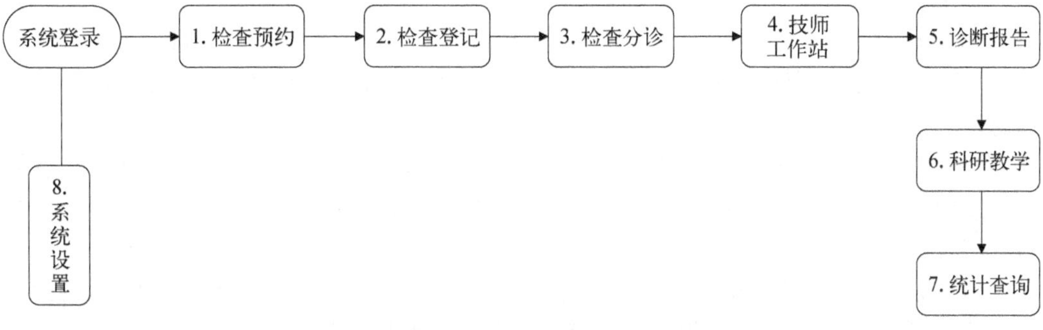

图 18.2 放射科影像信息管理系统业务流程图

18.4 功能列表

放射科影像信息管理系统功能模块见表 18.1。

表 18.1 放射科影像信息管理系统功能模块一览表

序号	功能模块
1	检查预约
2	检查登记
3	检查分诊
4	技师工作站
5	诊断报告
6	科研教学
7	统计查询
8	系统设置

18.5 功能描述

18.5.1 检查预约

(1) 支持检查排班：设置某检查科室某类检查项目或检查设备在某段时间可预约的检查人次，包括检查时间段(如 10:00～10:30)及该检查时间段最多可安排检查人次。

(2) 支持预约安排：依据检查排班表，将当前检查申请安排在最近的空闲检查时间段。可根据患者需要手工更改检查时间段。安排后可自动打印预约单(含检查项目注意事项)。支持某段时间内的检查预约情况汇总。

(3) 支持预约信息共享至医院站、护士工作站、后勤部门，方便为患者提供通知、转运等服务。

18.5.2 检查登记

(1) 支持预约签到：对于已预约患者，根据预约信息签到并安排检查，并可补充登记检查信息。

(2) 支持检查登记：对于未预约患者，直接根据检查申请单登记并安排检查。可通过门诊(住院号)、就诊卡或查询选择门诊(住院)患者获取患者基本信息或检查电子申请信息。

(3) 支持检查收费：对于住院患者可接收检查申请单，确认后直接记账计费或在技师工作站中进行记账计费操作。对于门诊患者可确认已收费检查申请单供检查科室确认收费是否合理。

(4) 支持条码管理：可为每一次检查分配一个唯一的条码。在支持条码的影像设备上依据条码读取检查信息，在报告输入等界面也可使用条码查询。

18.5.3 检查分诊

(1) 支持自动分诊：检查登记后，自动生成排队号，并打印排队凭证，可自动将候诊的患者根据预先设置的检查分诊规则分配至相应检查诊室，并结合大屏通知患者安排情况，引导患者完成检查。

(2) 支持分诊调整：对因故不能立即检查的患者，可人工调整其分诊排队顺序。对急诊患者，可优先安排。

(3) 支持分诊信息显示：分诊信息可以显示在患者集中候诊处的大屏上(如 LED、PDP 等)，也可在检查间门口小屏上显示，可匿名显示患者信息。

(4) 支持科室介绍：屏幕可在显示分诊信息的同时插播科室及专家介绍。

(5) 支持语音叫号：分诊台可播放语音叫号。语音需能读出患者中文姓名、排队号、检查诊间等各种信息，可自行设定。

18.5.4 技师工作站(仅对具有技师工作流程的科室有效)

(1) 支持接收分诊信息：自动接收检查分诊信息。对于本检查诊间无法检查的患者，可以退回分诊台重新分诊。

(2) 技师可在工作站查看患者电子申请单信息，包括患者检查目的、病史摘要等。

(3) 检查诊间可向患者候诊处语音叫号信息，将患者二次叫号到诊间内。

(4) 可在技师工作站中对住院患者进行补费。

(5) 检查完成后可打印患者取报告、胶片的凭证回执。

18.5.5 诊断报告

(1) 支持 PACS 阅片软件无缝连接，同步打开患者各类影像信息。

(2) 支持结构化报告：在检查过程中记录各种检查信息，包括检查医生、检查所见、检查结论等；可使用模板、词汇等方式辅助录入，支持自动关联诊断结论，支持各类质控对各影像科室报告格式要求。

(3) 支持模板辅助输入：在报告录入中，可根据报告类别、检查部位等设置相应的诊断模板。该模板可用于检查所见、检查结论等各种报告项目，输入项可根据用户要求增、减，模板中需支持各种节点选项输入。

（4）支持报告打印：根据具体要求可选择黑白或彩色报告，选择是否打印图像。同一报告可设置多种打印格式，打印报告格式可根据需求调整。

（5）支持批量打印：可根据报告类别、检查日期、检查医生等条件查询出批量报告进行打印。

（6）支持报告权限：主要报告状态可分为初步报告、已审核、已打印、已发布。对于已审核和已打印报告，限定在可修改日期范围内有权限的医生可修改。自动记录修改内容，对于已发布报告，控制修改，除非撤回报告，方可进行修改。

（7）支持相关报告：可查看其他影像及非影像检查检验科室发布的相关报告及图像。

（8）支持历史报告与修改记录：可查看该患者历史检查报告，也可查看对该报告所做过的修改记录。修改记录可直观地用删除线、颜色等方式标志。

（9）支持报告审核：支持人工、自助两种方式审核报告，可在审核时修改报告，并注明审核意见。

（10）具备结构化专家诊断模板库，具有组织解剖学表现、疾病分型分期、双语模板等实用功能。

18.5.6 科研教学

（1）支持会诊记录：支持影像科室读片会诊流程，存储、记录影像科室日常读片、会诊过程。对经典案例或疑难病例进行标记、提供需要读片的患者列表、调取患者的基本资料、影像资料以及其他必需的医疗记录、读片会议的记录、查询历史读片记录、打印读片记录的报表等。

（2）支持检查随访：可记录已检查患者随访信息。

18.5.7 统计查询

（1）支持检查记录查询：可根据检查号、门诊号(住院号)、姓名、检查部位、疾病诊断、日期范围、申请科室、报告医生等条件查询检查申请、检查报告；支持模糊查询，所有输入内容均可作为查询条件，并可自行配置。

（2）支持工作量统计：包括检查项目日汇总表、费用统计、医师工作量明细统计、科室汇总工作量统计等。

18.5.8 系统设置

（1）支持针对系统、本机、个人的分类设置。

（2）支持不同的业务流程设置。

（3）支持不同权限，角色等安全性方面的设置。

（4）支持辅助业务流程相关内容的辅助设置。

18.6 数据交互

（1）与门诊医生工作站、住院医生工作站交互：支持完成的检查诊断报告发布至临床科室，临床医生可在工作站查看检查图文报告；危急值报告可提示临床医护。

(2) 与临床检验信息系统交互：可在影像诊断报告系统中查看检验结果，供诊断医师参考。

(3) 与其他影像诊断信息系统交互：各影像科室之间的检查结果均可互相调阅。

(4) 与电子病历系统交互：在影像诊断信息系统中可查看患者病历信息，支持将放射检查数据导入至电子病历中，完善电子病历信息。

18.7 相关说明

略。

第19章 病理信息管理系统

19.1 定义

病理信息管理系统是指各级各类医院辅助病理科医务人员完成病理检查业务及管理的计算机应用软件。

该系统一般包括标本采集、签收登记、病理取材、包埋、切片、病理报告、病理特检、归档借阅管理、试剂耗材管理、病理质控管理等功能。

19.2 目标

(1) 便捷辅助病理科医务人员完成各项业务工作。

(2) 实现医院病理标本采集等条码化跟踪流程管理,完成病理科业务的自动化、流程化处理。

(3) 方便完成病理科各种报表和统计工作,加强质量控制,优化病理科资源,降低病理科成本费用。

(4) 与医院内的其他应用系统实现数据交互和信息共享。

19.3 流程图

19.3.1 功能示意图

病理信息管理系统功能见图19.1。

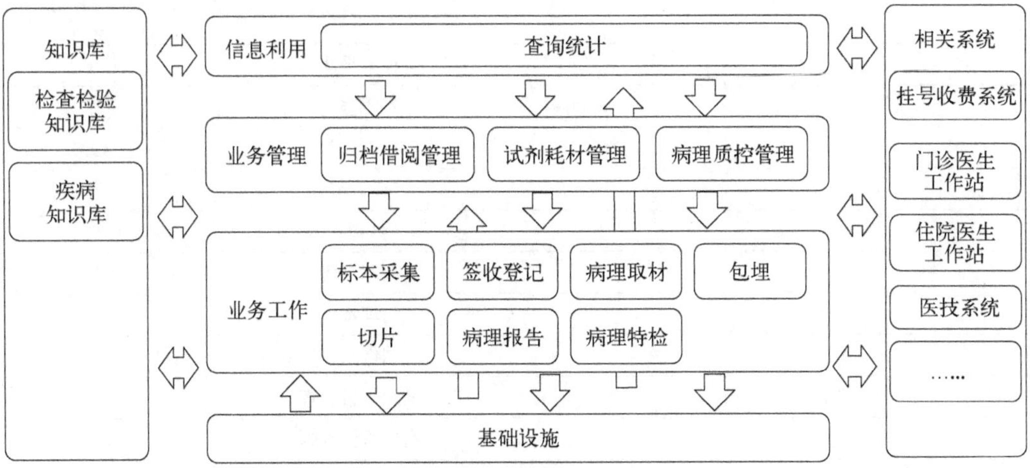

图19.1 病理信息管理系统功能示意图

19.3.2 业务流程图

病理信息管理系统业务流程见图 19.2。

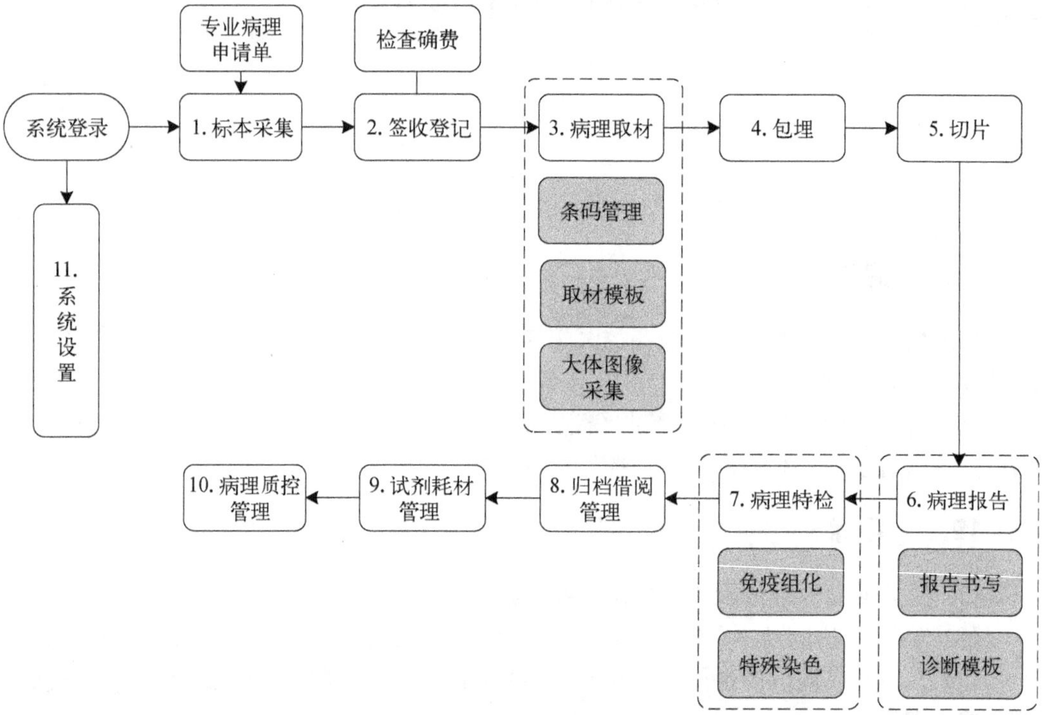

图 19.2 病理信息管理系统业务流程图

19.4 功能列表

病理信息管理系统功能模块见表 19.1。

表 19.1 病理信息管理系统功能模块一览表

序　号	功　能　模　块
1	标本采集
2	签收登记
3	病理取材
4	包　埋
5	切　片
6	病理报告
7	病理特检
8	归档借阅管理
9	试剂耗材管理
10	病理质控管理
11	系统设置

19.5 功能描述

19.5.1 标本采集

(1) 支持专业的病理样本采集模块。

(2) 支持专业的病理组织、细胞样本结构管理。

(3) 支持自动获取病理申请单信息。

(4) 支持病理样本采集时绑定条码。

(5) 支持采集病理样本时的注意事项提醒。

19.5.2 签收登记

(1) 支持登记时自动读取病理申请单信息,病理申请单应包含患者信息、项目信息、标本信息、诊断信息、病史摘要、费用信息等。

(2) 支持院内和院外病理申请单的导入和签收。

(3) 支持签收登记时产生病理号及条码,同一个患者使用相同的病理号。

(4) 支持检索当前患者的历次检查记录。

(5) 支持对同一个患者不同报告进行自动和手动关联。

19.5.3 病理取材

(1) 支持取材工作站自动显示当天未取材病理列表,提示已登记未取材的病理记录或有补取医嘱的病理记录。

(2) 支持根据日期、病理号等查询未取材、已取材病理列表。

(3) 支持自动提示报告工作站开出的补取材要求,并显示补取要求的列表,支持查询已补取材患者信息。

(4) 支持提供结构化描述模板,可快速录入描述内容。

(5) 支持病理取材组织信息模板化快速录入。

(6) 支持取材时记录取材时间、取材医师和记录人员信息。

(7) 支持自动计算蜡块数和材块数,并提供取材信息打印。

(8) 支持取材标本照相(可标注、测量),可通过标本拍摄台直接拍摄导入影像。

(9) 支持取材时查看历史病理检查诊断记录,支持查看其他报告(放射、超声、内镜、心电、检验、临床病史等)。

(10) 支持取材工作站备注。

(11) 支持取材时任务来源记录。

(12) 支持记录剩余标本存放位置等信息。

19.5.4 包埋

(1) 支持显示所有已取材但尚未包埋病例的取材明细记录,供技术员在包埋时进行核对。

(2) 支持包埋信息的记录。

(3) 支持根据日期、病理号等查询未包埋、已包埋病理的取材明细记录。

(4) 支持记录包埋时间、技术员及备注信息,备注信息支持模板录入。

19.5.5 切片

(1) 支持自动打开所有已包埋但尚未切片病理的取材明细记录,供技术员在切片时进行核对。

(2) 支持根据日期、病理号等查询未切片、已切片病理的取材明细记录。

(3) 支持记录切片时间、技术员及备注信息,备注信息支持模板录入。

(4) 支持根据蜡块包埋情况或重切、深切、免疫组化医嘱要求自动生成切片条码标签列表,并支持手工调整。

(5) 支持对每个病例形成的切片明细列表,可进行切片质量评价和切片质量统计工作量。

(6) 支持批量打印切片条码标签。

19.5.6 病理报告

(1) 支持报告列表的患者筛选。

(2) 支持查看患者的基本信息、临床诊断信息、大体标本的照片和描述、取材的明细记录等内容。

(3) 支持自动提示该病例的历史病理结果和同次送检的其他标本检查情况。

(4) 支持实时浏览、采集和保存镜下图像,以及对图像进行处理、测量、标注。

(5) 支持诊断报告录入,诊断报告应包含镜下所见、病理诊断、免疫组化结果等信息。

(6) 支持结构化专家模板库,可快速生成完整报告。

(7) 支持病理结论自动诊断,结合知识库,通过病理所见联动出相应报告结论。

(8) 支持病理报告的多级审核。

(9) 支持报告延期预警,超期未发的报告提示临床医师。

(10) 支持在病理报告工作站界面集成其他诊疗信息,如放射、超声、内镜、心电、检验、临床病史等。

(11) 支持切片质量评价和切片质量统计。

(12) 支持发出内部医嘱要求,包括重切、深切、补取、免疫组化等,发出的内部医嘱在相应的工作站点上有相应提示,可查看内部医嘱相应的执行情况(医嘱状态)和结果,可对免疫组化结果进行染色评价,并快速导入到病理诊断结果。

(13) 支持发出科内会诊申请,医师可根据提示快速定位会诊患者,可增加、修改、删除本医师的科内会诊意见。

(14) 支持病例随访功能,可录入并保存随访结果,并可继续随访或结束随访。

19.5.7 病理特检

(1) 支持已发出特检医嘱(免疫组化、特殊染色、基因检测等)要求但尚未执行的病例信息的自动提示。

(2) 支持对已审核的医嘱进行确认执行和撤销。

(3) 支持从特检医嘱信息中提取病例信息、标记物名称等内容，进行免疫组化切片条码标签自动生成。

(4) 支持对需做特殊检测的组织进行试剂组别添加或单个试剂添加。

(5) 支持免疫组化染色完成确认后，信息自动返回报告工作站并提示。

(6) 支持对特殊检查工作单进行打印。

19.5.8 归档借阅管理

(1) 支持条码管理，将申请单、蜡块、玻片分别归档处理，录入具体的归档位置，也可批量归档。

(2) 支持根据病理号、患者信息查询相应资料。

(3) 支持借还片收费管理。

(4) 支持打印借片凭证。

(5) 支持借片时扫描患者证件记录信息。

(6) 支持还片时录入会诊结果。

19.5.9 试剂耗材管理

(1) 支持病理科试剂及其他物料管理。

(2) 支持试剂有效期和库存预警。

(3) 支持试剂实际出库量与仪器实际检测消耗量的结果对比分析。

(4) 支持免疫组化试剂费用自动扣除管理。

19.5.10 病理质控管理

(1) 支持切片评分质量控制管理。

(2) 支持冰冻符合率质量控制管理。

(3) 支持报告延期质量控制管理。

(4) 支持病理检查全流程监控管理。

(5) 支持免疫组化质量控制管理。

(6) 支持病理报告假阳性、假阴性统计。

19.5.11 系统设置

(1) 支持用户权限、角色设置。

(2) 支持病理各流程，如取材、包埋、切片等设置。

(3) 支持特殊项目设置，用户可自定义项目设置。

(4) 支持报告打印格式设置，用户可自定义打印格式。

(5) 支持其他相关设置。

19.6 数据交互

(1) 与门诊收费系统交互：获得患者的基础信息(如患者姓名、性别、年龄、科室等)、医嘱检验项目信息；在门诊检验核收时，可接受已确费的申请单；支持住院检验核收时可获得住院检验申请单;支持向 HIS 返回病理诊断信息。

(2) 与门诊医生工作站交互：获得门诊医师开立的病理申请信息,并将病理报告传送至医生工作站。

(3) 与住院医生工作站交互：获得住院医师开立的病理申请信息,并将病理报告传送至医生工作站。

(4) 与其他医技科室的检查检验结果数据交互：可互相查看检验检查结果。

19.7 相关说明

略。

第20章 临床用血管理系统

20.1 定义

临床用血管理系统是指用于二、三级各类医院辅助血库工作人员完成患者用血业务及管理的计算机应用软件。

该系统一般包括血制品管理、备血、发血管理、血型校对、输血后不良反应管理、统计查询等功能。

20.2 目标

(1) 便捷辅助血库工作人员完成患者用血业务及管理工作,加快医院血库管理实现信息化、科学化、规范化。

(2) 多角度智能化审核数据,具备血袋库存预警功能,健全血液制品合理化使用机制。

(3) 方便完成血库各种报表和统计工作,规范血库流程管理,确保患者用血申请与实际配血结果的准确性。

(4) 与医院内的其他应用系统实现数据交互和信息共享。

20.3 流程图

20.3.1 功能示意图

临床用血管理系统功能见图20.1。

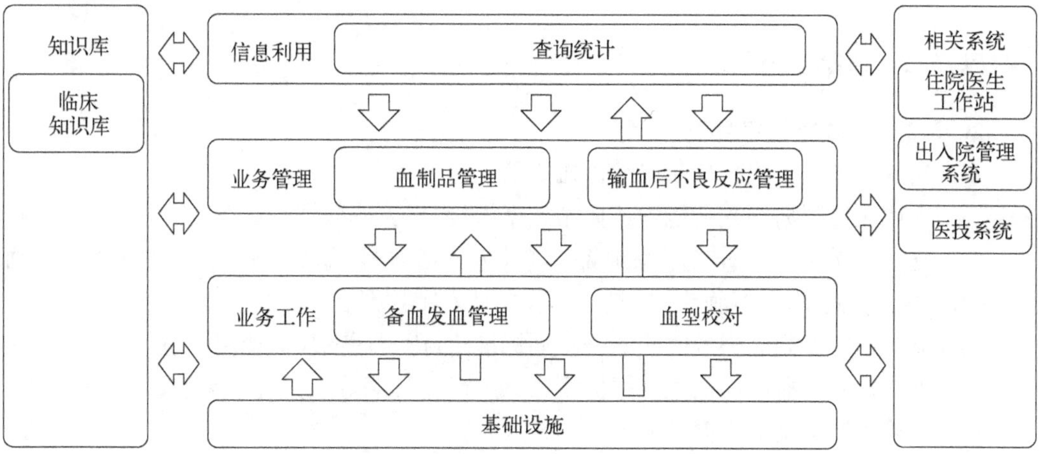

图20.1 临床用血管理系统功能示意图

20.3.2 业务流程图

临床用血管理系统业务流程见图 20.2。

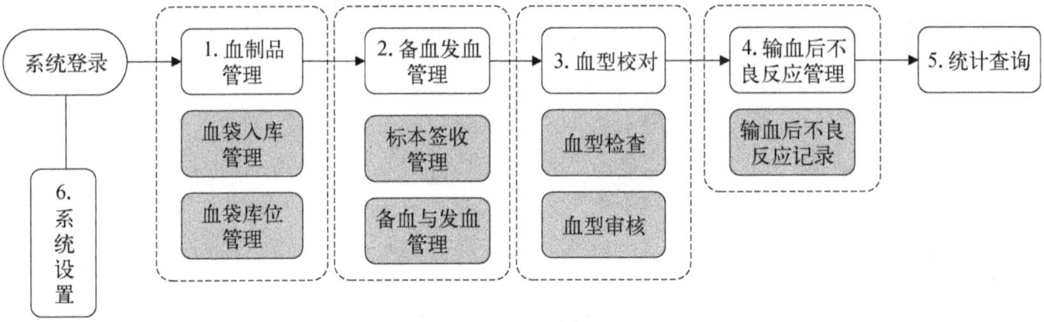

图 20.2 临床用血管理系统业务流程图

20.4 功能列表

临床用血管理系统功能模块见表 20.1。

表 20.1 临床用血管理系统功能模块一览表

序 号	功 能 模 块
1	血制品管理
2	备血与发血管理
3	血型校对
4	输血后不良反应管理
5	统计查询
6	系统设置

20.5 功能描述

20.5.1 血制品管理

20.5.1.1 血袋入库管理

(1) 支持手工输入或扫描条码输入血袋信息。

(2) 支持通过数据导入功能连接血站数据库接口,支持数据一键导入。

(3) 支持入库时输入详细的血制品信息,包括储血号、品名(如全血、成分血等)、血型、采血日期、采血单位、献血者、包装、数量,并且入库数据有库存量提示。

(4) 支持设置血制品失效时间的格自动标准化,用于后期校对使用。

(5) 支持入库的血制品信息根据血型、成分分类、日期等条件进行检索。

(6) 支持各种类型的血制品入库。

(7) 支持血袋出入库状态提示,出库血袋有红色字体提示。

20.5.1.2　血袋库位管理

支持对入库血袋样本按类型、血袋来源、存放位置、容器等信息进行管理。

20.5.1.3　血袋出库管理

（1）支持报废血液制品名称、数量、经手人、报废原因、报废日期等信息录入及查询。

（2）支持扫描血袋条码完成血袋出库。

（3）支持记录出库的原因及日期，包括退回血站、报废等的血袋出库。

20.5.1.4　有效期及库存量预警管理

支持在血袋入库时录入血袋采集日期、有效日期、预警库存量、预警天数等信息，并支持血袋有效期和存储量预警查询和提示，且实现多级别预警，可设置预警天数和库存上下限。

20.5.2　备血与发血管理

20.5.2.1　标本签收管理

支持通过扫描条形码对血型检查标本进行签收，并具有批量签收功能；支持签收回执单的打印、拒绝签收、撤销签收、条码补打等；支持标本对应医嘱的添加、确认、拒绝等。

20.5.2.2　备血与发血管理

支持根据临床输血申请单和配血信息进行核实，打印输血记录单，完成发血操作。

（1）支持自动获取输血申请单中的患者血型、输血史、Rh(D)血型、抗体筛选等信息，并实现与备血血袋信息（献血码、成分码、血型等）的核对。

（2）支持备血审核、撤销备血、费用确认、备血单打印等操作，支持相关检查检验报告及电子病历的调阅。

（3）支持发血时进行患者信息与血袋信息（献血码、成分码、血型等）的核对。

（4）支持撤销发血、费用确认、发血单打印等操作，支持相关检验检查报告及电子病历的调阅。

（5）支持患者发血时进行费用记账。

（6）支持血袋发出后自动视为血液出库，并将该记录封存，只作查询用。

（7）支持患者退血时，限制只能已发血才可退血，同时退回相关费用。

（8）支持退血后，作为血液入库，激活原来的封存记录，可再次发血。

20.5.3　血型校对

20.5.3.1　血型检查

（1）支持调用患者上次血型鉴定结果、配血结果供参考。

（2）支持血型鉴定报告单审核。

（3）支持血型鉴定和配血同时完成，也可分步完成。

（4）支持配血后锁定相对应的血袋，防止该血袋被再次发出。

20.5.3.2　血型审核

支持血型检查信息核查，并记录审核时间、审核人，以便查询与追溯；支持实时查看项目信息、费用信息以及以往检查数据信息等。

20.5.4 输血后不良反应管理

支持通过配血患者症状与体征、输血反应类型，记录输血时患者产生的不良反应，详细记录输血时间、反应时间、不良反应的症状、处理措施、责任护士等信息。

20.5.5 统计查询

(1) 支持通过患者查看血液使用信息。

(2) 支持分时的用血、入库、出库、库存、科室成分血比例统计。

(3) 支持查询患者用血费用信息。

(4) 支持科室用血情况查询。

(5) 支持科室工作量统计与查询等。

(6) 支持打印日报、月报、年报及上级所需报表等。

20.5.6 系统设置

(1) 血类型维护：支持对血类型代码、名称、价格、有效期、规格等信息进行维护。

(2) 血类型成分大类维护：支持对全血类、红细胞类、血小板类、血浆类等维护。

(3) 血类型成分小类维护：支持血液成分小类维护，如悬浮红细胞、冰冻血浆、新鲜血浆等类型。

20.6 数据交互

(1) 与住院医生工作站交互：支持获取临床医生开出的用血、备血、血型检查申请，并完成对临床用血信息的确认，根据申请内容，完成下一步相关业务的操作，实现对患者的备血和发血工作。

(2) 与电子病历系统交互：可在用血系统中调阅患者的相关诊疗信息。

(3) 与出入院管理系统交互：实现发血后自动计费。

(4) 与检查检验系统交互：实现备血、发血时检查检验报告的调阅。

20.7 相关说明

略。

第21章 康复治疗管理系统

21.1 定义

康复治疗管理系统是指用于各级各类医院协助康复科室医务人员对患者进行康复治疗的计算机应用软件。

该系统一般包括康复准备、康复评估、康复治疗计划、康复治疗记录、康复治疗下次预约、康复治疗效果评估、统计查询等功能。

21.2 目标

(1) 辅助医务人员完成患者康复治疗的各项业务工作，规范康复治疗流程，改善医疗治疗，完善康复治疗记录。

(2) 方便完成科室各种临床业务报表和统计查询工作。

(3) 与医院内的其他应用系统实现数据交互和信息共享。

21.3 流程图

21.3.1 功能示意图

康复治疗管理系统功能见图21.1。

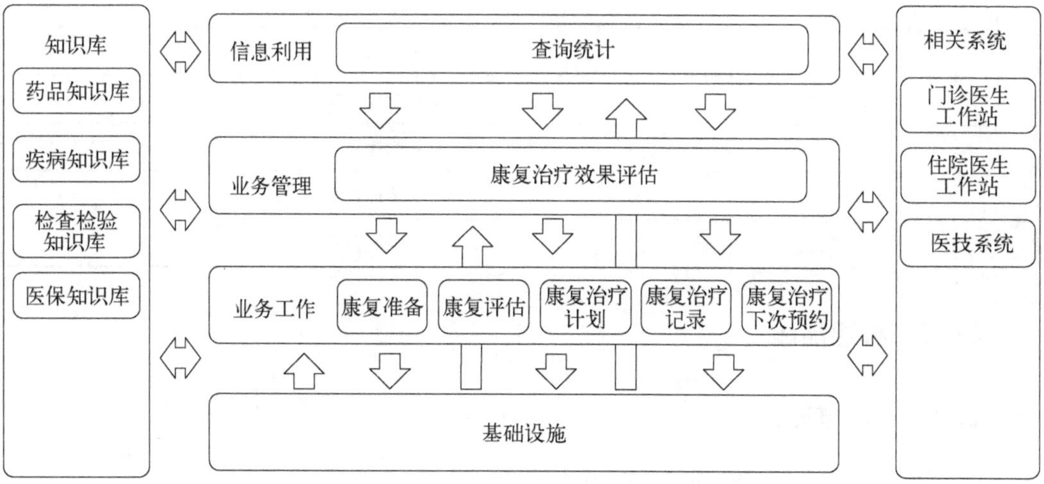

图21.1 康复治疗管理系统功能示意图

21.3.2 业务流程图

康复治疗管理系统业务流程见图 21.2。

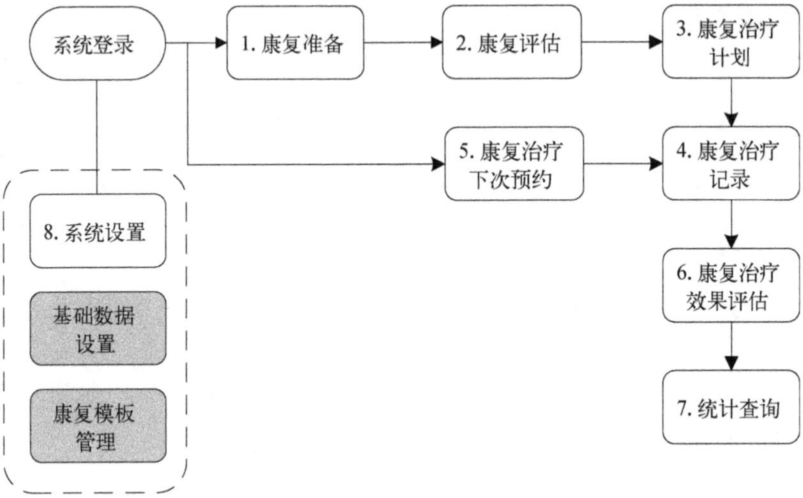

图 21.2 康复治疗管理系统业务流程图

21.4 功能列表

康复治疗管理系统功能模块见表 21.1。

表 21.1 康复治疗管理系统功能模块一览表

序　号	功　能　模　块
1	康复准备
2	康复评估
3	康复治疗计划
4	康复治疗记录
5	康复治疗下次预约
6	康复治疗效果评估
7	统计查询
8	系统设置

21.5 功能描述

21.5.1 康复准备

(1) 支持基本业务功能，如开方、申请单录入。
(2) 支持接收门诊住院医生工作站录入的康复医嘱。

（3）支持对患者临床信息的调阅，如门诊病历、住院病历等。

（4）支持对患者进行康复会诊，支持会诊申请、安排、记录。

21.5.2 康复评估

（1）支持对康复治疗患者进行康复评估，如脊髓损伤 ASTA 评定表、Berg 平衡量表、MMSE 量表、改良 Barthel 评定表等。

（2）支持对康复评估提醒，如一定治疗周期提醒功能，入科、中期、出科未评估提示等，对高风险治疗项目提醒。

（3）支持对自定义康复评估模板。

21.5.3 康复治疗计划

（1）支持对康复治疗患者针对本次康复疗程，制定一份整体的康复治疗计划。

（2）支持康复分阶段计划，阶段开始日期、阶段结束日期、治疗目的等。

（3）支持对康复计划进行打印。

21.5.4 康复治疗记录

（1）支持对本次患者治疗过程进行诊疗录入，包括治疗日期、项目、部位、方法、治疗反应、操作者等。

（2）支持康复治疗记录的阶段小结并记录。

（3）支持对患者治疗过程中的治疗记录进行查询。

（4）支持对患者进行费用确认。

21.5.5 康复治疗下次预约

（1）支持对康复治疗患者的下次或下阶段治疗项目进行预约登记，支持选择预约到指定日期。

（2）支持对康复治疗患者已预约的治疗项目取消或修改预约日期。

（3）支持预约单打印，提醒治疗注意事项。

21.5.6 康复治疗效果评估

（1）支持制定康复训练效果具体评定。

（2）支持患者定期进行系统的效果评定，重点患者采用病例讨论会方式进行效果评价。

（3）支持定期将康复治疗效果、舒适程度、愿望与意见等内容记录在病历中，并及时终止无效康复训练。

21.5.7 统计查询

（1）支持根据科室和时间段查询门诊或住院的预约康复治疗单信息。

（2）支持查询门诊或住院康复治疗项目的确认、撤销记录。

（3）支持查询门诊或住院患者的康复治疗已确认数量、未确认数量和退费数量。

(4) 支持查询其他相关的统计报表。

21.5.8 系统设置

(1) 支持对康复治疗科室、分类进行维护。

(2) 支持康复治疗项目对应设置,支持对治疗科室对应治疗项目设置。

(3) 支持康复治疗系统用户管理。

(4) 支持康复治疗系统模板设置。

21.6 数据交互

(1) 与住院医生工作站系统交互:如住院病历信息、预约信息等。

(2) 与门诊医生工作站系统交互:如门诊病历信息、预约信息等。

(3) 与医技系统交互:如医技数据信息。

(4) 与平台系统交互:如患者主索引(enterprise master patient index,EMPI)数据信息。

21.7 相关说明

略。

第 22 章　门急诊药房管理系统

22.1　定义

门急诊药房管理系统是指用于各级各类医院辅助门急诊药房工作人员完成各类药房业务及药品管理的计算机应用软件。

该系统一般包括药品审方、配药、发药、退药、库存管理、药品会计管理、统计查询等功能。

22.2　目标

(1) 便捷辅助药房工作人员完成药品审核、发放等各项业务工作。

(2) 实现药品科学、规范管理。

(3) 方便完成药房的各种报表和统计工作。

(4) 与医院内的其他应用系统实现数据交互和信息共享。

22.3　流程图

22.3.1　功能示意图

门急诊药房管理系统功能见图 22.1。

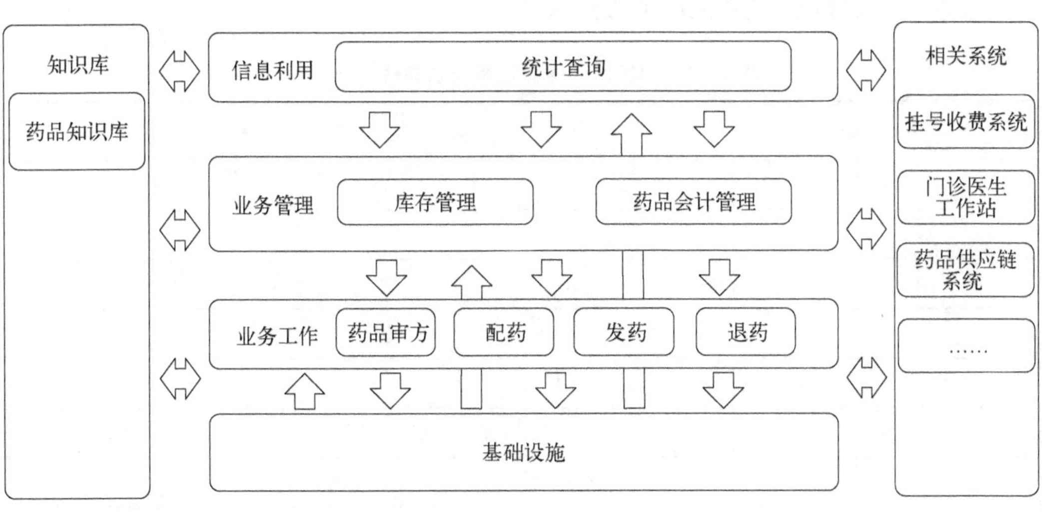

图 22.1　门急诊药房管理系统功能示意图

22.3.2 业务流程图

门急诊药房管理系统业务流程见图 22.2。

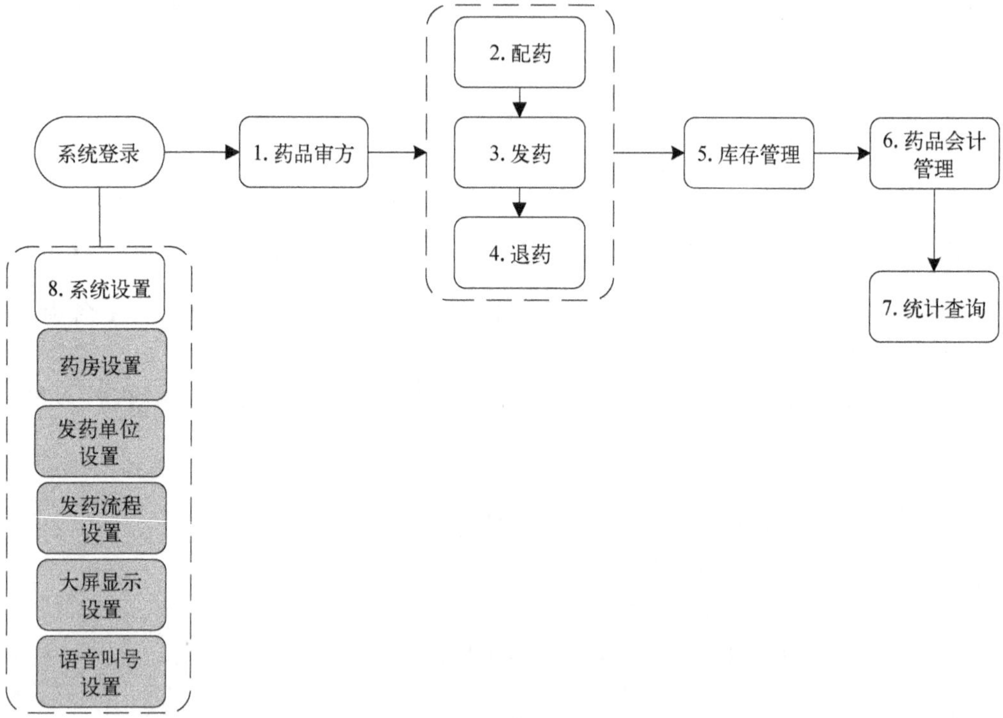

图 22.2 门急诊药房管理系统业务流程图

22.4 功能列表

门急诊药房管理系统功能模块见表 22.1。

表 22.1 门急诊药房管理系统功能模块一览表

序　号	功　能　模　块
1	药品审方
2	配　药
3	发　药
4	退　药
5	库存管理
6	药品会计管理
7	统计查询
8	系统设置

22.5 功能描述

22.5.1 药品审方

(1) 支持处方电子化审方。
(2) 支持审方调用合理用药系统的服务。
(3) 支持审方时查看患者相关电子病历,如检验检查结果、治疗记录等信息。
(4) 支持审方不合格的处方信息推送门诊医生工作站。

22.5.2 配药

(1) 支持配发药的指定窗口模式和均衡负载配发药模式。
(2) 支持自动配药模式、自动打印配药单。
(3) 支持自动摆药机的对接。
(4) 支持按先进先出原则配药。

22.5.3 发药

(1) 支持患者多种身份识别方式定位门诊处方,如医保卡、就诊卡、门诊发票等。
(2) 支持发药条码核对。
(3) 支持药物特殊事项标签打印。
(4) 支持查看患者诊疗记录。
(5) 支持门急诊药房代住院药房发药。

22.5.4 退药

(1) 支持药品部分退和全退。
(2) 支持根据医保卡、就诊卡、门诊发票等识别方式查找可退处方。
(3) 支持门急诊药房代住院药房退药。

22.5.5 库存管理

(1) 支持库存管理基础操作,如入库、出库、调拨、盘点、报损等。
(2) 支持库存批次管理。
(3) 支持药品库存管理条码化管理。
(4) 支持药房批次冻结,不允许发出冻结的药品。
(5) 支持毒、麻、精、贵药品单独盘点。
(6) 根据库存规则自动生成请领单。

22.5.6 药品会计管理

(1) 支持药库调价自动联动药房库存批次调价。
(2) 支持药品台账管理,支持毒、麻、精、贵药品等单独台账查询。
(3) 支持药品财务凭证生成,支持财务接口。

22.5.7 统计查询

(1) 支持药房核算报表定制。

(2) 支持常见药房核算报表，如药房进销存月报、药房消耗量统计、人员绩效统计、审方合格率等。

22.5.8 系统设置

(1) 支持多药房配置，且可配置西药、成药、草药等药房类型。

(2) 支持药品在出入库操作中的操作单位和最小数量的设置。

(3) 支持配发药流程设置。

(4) 支持药房大屏显示设置。

(5) 支持发药语音叫号设置。

22.6 数据交互

(1) 与挂号收费系统交互：获得患者的基础信息(如患者姓名、性别、年龄、科室等)、门诊处方已收费的信息(如药品名称、规格、数量、金额等)；支持患者已退药信息和发药窗口返回挂号收费系统。

(2) 与门诊医生工作站交互：获得患者门诊处方、门诊诊断信息，如药品名称、规格、用法、剂量、诊断名称等。

(3) 与药品供应链管理系统交互：获取库存移库信息，如药品名称、规格、数量等；生成药品请领信息至药库管理系统，如药品名称、请领数量等。

(4) 与合理用药系统交互：获得药品配伍禁忌信息，如可用、慎用、禁用等。

(5) 与财务系统交互：药房收入凭证生成到财务系统，如月报等。

(6) 与自动发药机系统交互：支持已收费门诊处方生成至自动发药机，如药品名称、规格、数量等。

22.7 相关说明

(1) 药品追溯管理可采用药品电子监管码、批次管理等方式实现。

(2) 药品电子监管码管理闭环管理需外网支持。

第 23 章 住院药房管理系统

23.1 定义

住院药房管理系统是指用于各级各类医院辅助住院药房工作人员完成各类药房业务及药品管理的计算机应用软件。

该系统一般包括药品审方、发药、退药、库存管理、药品会计管理、统计查询等功能。

23.2 目标

(1) 便捷辅助药房工作人员完成药品审核、发放等各项业务工作。

(2) 实现药品科学、规范管理。

(3) 方便完成药房的各种报表和统计工作。

(4) 与医院内的其他应用系统实现数据交互和信息共享。

23.3 流程图

23.3.1 功能示意图

住院药房管理系统功能见图 23.1。

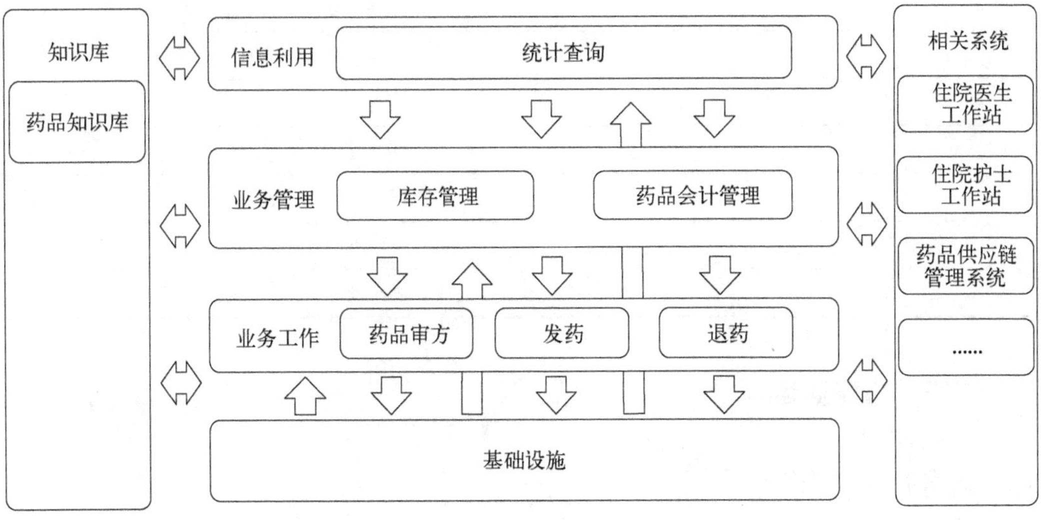

图 23.1 住院药房管理系统功能示意图

23.3.2 业务流程图

住院药房管理系统业务流程见图 23.2。

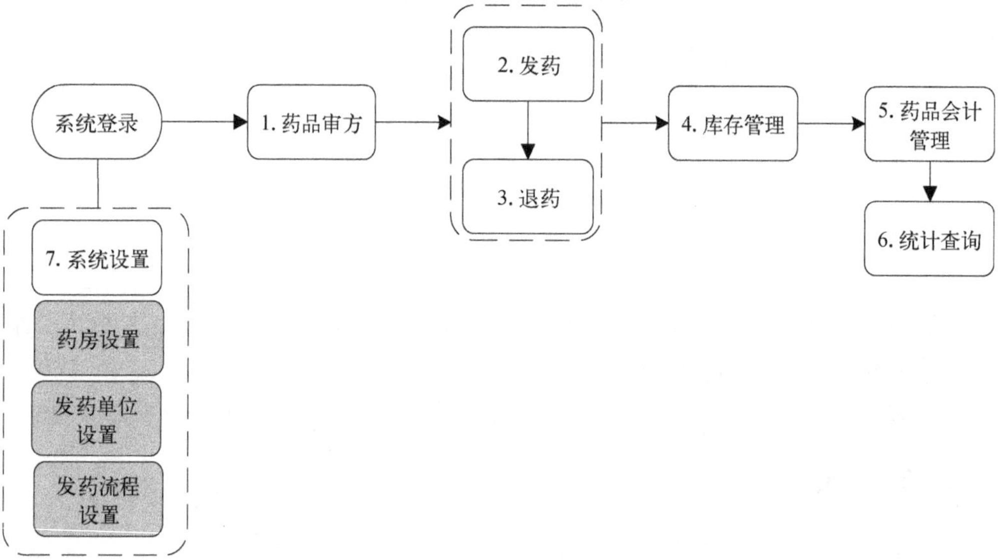

图 23.2 住院药房管理系统业务流程图

23.4 功能列表

住院药房管理系统功能模块见表 23.1。

表 23.1 住院药房管理系统功能模块一览表

序 号	功 能 模 块
1	药品审方
2	发药
3	退药
4	库存管理
5	药品会计管理
6	统计查询
7	系统设置

23.5 功能描述

23.5.1 药品审方

(1) 支持医嘱电子化审方。

(2) 支持审方调用合理用药系统的服务。

(3) 支持审方时查看患者相关电子病历,如检验检查结果、治疗记录等信息。

(4) 支持审方不合格的处方信息推送住院医生工作站。

23.5.2 发药

(1) 支持按病区汇总发药,打印发药汇总单和发药明细清单,并支持补打。

(2) 支持单独发放出院带药。

(3) 支持手术室等医技科室的汇总领药发放。

(4) 支持发药时自动进行合理用药监测。

(5) 支持住院自动包药机接入。

(6) 支持未发药单据的作废。

(7) 支持库存不足及冻结等信息警示。

(8) 支持查看患者病历、检验检查报告等信息。

(9) 支持代门急诊药房发药。

(10) 支持科室公药发放。

23.5.3 退药

(1) 支持接收病区退药申请单。

(2) 支持退药过程中药品过期、危险药品等退药警示。

(3) 支持退药成功消息推送病区。

23.5.4 库存管理

(1) 支持库存管理基础操作,如入库、出库、调拨、盘点、报损等。

(2) 支持库存批次管理。

(3) 支持药品库存条码化管理。

(4) 支持药房批次冻结,不允许发出冻结的药品。

(5) 支持毒、麻、精、贵药品单独盘点。

(6) 根据库存规则自动生成请领单。

23.5.5 药品会计管理

(1) 支持药库调价自动联动药房库存批次调价。

(2) 支持药品台账管理,支持毒、麻、精、贵等单独台账查询。

(3) 支持药品财务凭证生成,支持财务接口。

23.5.6 统计查询

(1) 支持药房核算报表定制。

(2) 支持常见药房核算报表,如药房进销存月报、药房消耗量统计、人员绩效统计、审方合格率等。

23.5.7 系统设置

（1）支持多药房配置，且可配置西药、成药、草药等药房类型。

（2）支持药品在出入库操作中的操作单位和最小数量的设置。

（3）支持发药流程配置，可定制药房发药流程。

（4）支持药房大屏显示配置。

（5）支持发药语音叫号配置。

23.6 数据交互

（1）与住院护士工作站交互：如返回药房发药单信息：发药时间，发药名称、规格、发药数量、配发药员、发药类型等。

（2）与住院医生工作站交互：获取医嘱信息，如药品名称、规格、剂量、用法、频次等。

（3）与药品供应链管理系统交互：获取库存移库信息如药品名称、规格、数量等；生成药品请领信息至药库管理系统，如药品名称、请领数量等。

（4）与合理用药系统交互：获取配伍禁忌信息，如禁用、慎用等。

（5）与财务系统交互：生成药房收入凭证至财务系统，如月报等。

（6）与自动包药机系统交互：生成医嘱信息至包药机，如药品名称、规格、数量等。

23.7 相关说明

（1）药品追溯管理可采用药品电子监管码、批次管理等方式实现。

（2）药品电子监管码管理闭环管理需外网支持。

第 24 章 静配管理系统

24.1 定义

静配管理系统是指用于各级各类医院辅助静脉配置中心工作人员完成静脉输液药物配置及管理的计算机应用软件。

该系统一般包括药品审方、排药计费、贴签摆药、入舱核对、出舱核对、病区签收、库存管理、药品会计管理、统计查询等功能。

24.2 目标

（1）便捷辅助静配中心工作人员完成医嘱审核、排药计费等各项业务工作。

（2）实现静脉输液药物配置、给药流程科学化、规范化管理。

（3）方便完成静配中心的各种报表和统计工作。

（4）与医院内的其他应用系统实现数据交互和信息共享。

24.3 流程图

24.3.1 功能示意图

静配管理系统功能见图 24.1。

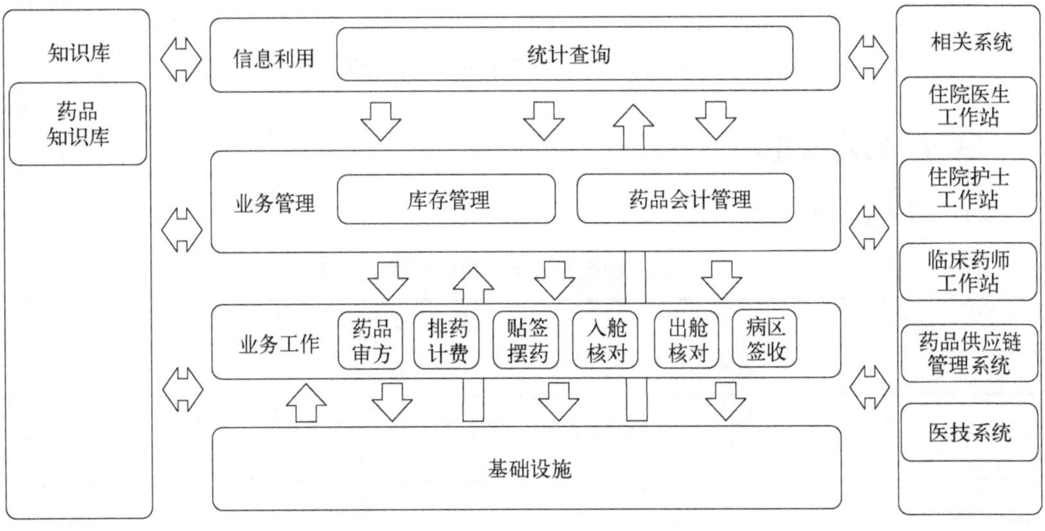

图 24.1 静配管理系统功能示意图

24.3.2 业务流程图

静配管理系统业务流程见图 24.2。

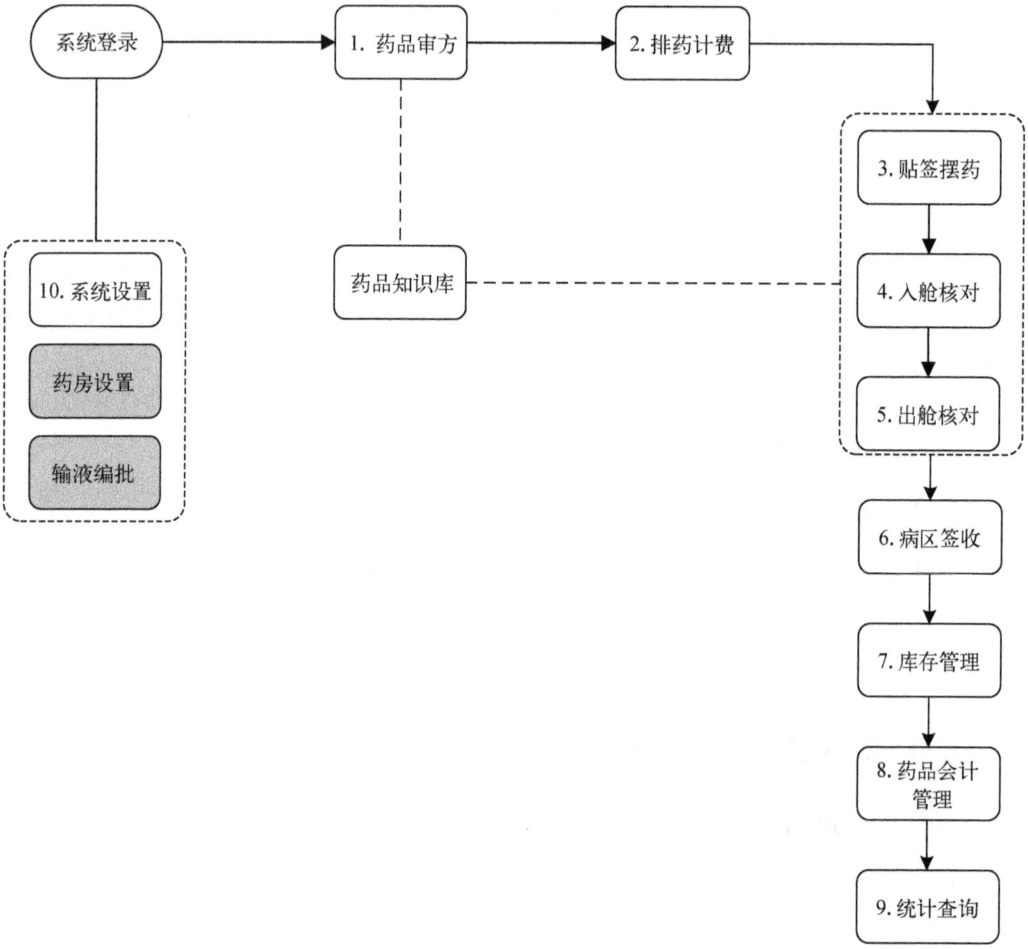

图 24.2 静配管理系统业务流程图

24.4 功能列表

静配管理系统功能模块见表 24.1。

表 24.1 静配管理系统功能模块一览表

序 号	功 能 模 块
1	药品审方
2	排药计费
3	贴签摆药
4	入舱核对
5	出舱核对

续 表

序　　号	功　　能　　模　　块
6	病区签收
7	库存管理
8	药品会计管理
9	统计查询
10	系统设置

24.5　功能描述

24.5.1　药品审方

(1) 支持发药前审方。
(2) 支持审方可查看患者相关电子病历、检验检查结果、治疗记录等信息。
(3) 支持审方时调用合理用药服务。
(4) 支持审方时调用输液规则知识库。
(5) 支持审方不合格的处方推送至住院医生工作站。

24.5.2　排药计费

(1) 支持排药扣库存同时患者计费。
(2) 支持排药收取配置费。
(3) 支持排药自动或手动编批处理。
(4) 支持排药同时打印输液贴。
(5) 支持排药时检查医嘱有效性,对已停和冻结药的医嘱停止排药。
(6) 支持库存不足不能排药的判断。

24.5.3　贴签摆药

(1) 支持根据排药单打印瓶贴。
(2) 支持标记特殊瓶贴标签。
(3) 支持药物特殊事项标签打印。

24.5.4　入舱核对

(1) 支持扫描条码核对入舱。
(2) 支持核对时调用审方知识库及辅助决策系统判断是否允许冲配。
(3) 支持核对时提醒此次冲配注意事项。
(4) 支持空包配置。
(5) 支持入舱核对同时患者计费。
(6) 支持核对收取配置费。

24.5.5　出舱核对

（1）支持成品核对和发放核对合并。
（2）支持核对时调用审方知识库及辅助决策系统判断是否允许出仓。

24.5.6　病区签收

支持病区扫码签收功能。

24.5.7　库存管理

（1）支持库存管理基础操作，如入库、出库、调拨、盘点、报损等。
（2）支持库存批次管理。
（3）支持药品库存条码化管理。
（4）支持药房批次冻结功能，不允许发出冻结的药品。
（5）支持毒、麻、精、贵药品单独盘点。
（6）根据库存规则自动生成请领单。

24.5.8　药品会计管理

（1）支持药库调价自动联动药房库存批次调价。
（2）支持药品台账管理，支持毒、麻、精、贵药品等单独台账查询。
（3）支持药品财务凭证生成，支持财务接口。

24.5.9　统计查询

（1）支持药房核算报表定制。
（2）支持常见药房核算报表，药房进销存月报、药房消耗量统计、人员绩效统计、医师处方审方合格率等。

24.5.10　系统设置

（1）支持药房设置。
（2）支持输液编批规则设置。
（3）支持审方自定义规则。
（4）支持药品收费和药品扣库存环节设置在排药或入舱核对的选择。

24.6　数据交互

（1）与住院医生工作站交互：获取医嘱信息，如药品名称、规格、用法、剂量、频次等。

（2）与住院护士工作站交互：返回药品发放信息，如发药时间、发药数量；获取病区签收信息，如签收护士、签收时间等。

（3）与临床药师工作站交互：获取药师药物不良反应信息如慎用、禁用、警示等。

（4）与药品供应链系统交互：获取库存移库信息，如药品名称、规格、数量等；生成药品请领信息至药库管理系统如药品名称、请领数量等。

(5) 合理用药系统交互：获取配伍禁忌信息，如配伍禁用、慎用等。

(6) 与财务系统交互：生成药品收入至财务系统，如月报等。

24.7 相关说明

(1) 药品追溯管理可采用药品电子监管码、批次管理等方式实现。

(2) 药品电子监管码管理闭环管理需外网支持。

第 25 章 临床药师工作站

25.1 定义

临床药师工作站是指用于各级各类医院辅助药剂科临床药师完成临床合理用药审核、跟踪患者用药质量、提供药学服务的计算机应用软件。

该系统一般包括用药干预与咨询、用药教育、药历管理、药师查房、药师会诊、药学监护评估、药师审方、处方点评、药物不良反应事件报告、用药监管、统计查询等功能。

25.2 目标

(1) 便捷辅助临床药师完成合理用药审核等业务工作,保证处方合格率及用药准确率。

(2) 加强临床药师药学监管力度,降低患者药物不良反应。

(3) 实施个体化给药方案,提高用药安全性,降低患者费用。

(4) 与医院内的其他应用系统实现数据交互和信息共享。

25.3 流程图

25.3.1 功能示意图

临床药师工作站功能见图 25.1。

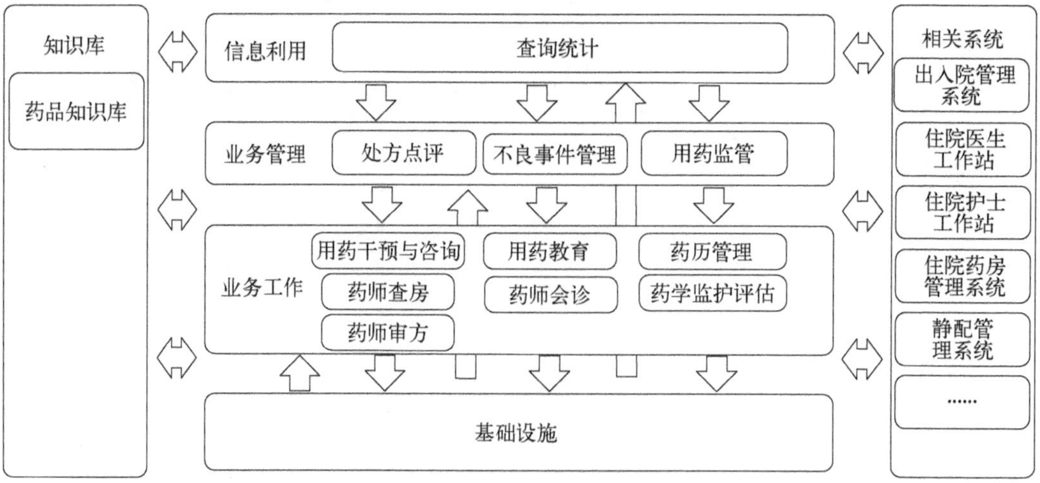

图 25.1 临床药师工作站功能示意图

25.3.2 业务流程图

临床药师工作站业务流程见图 25.2。

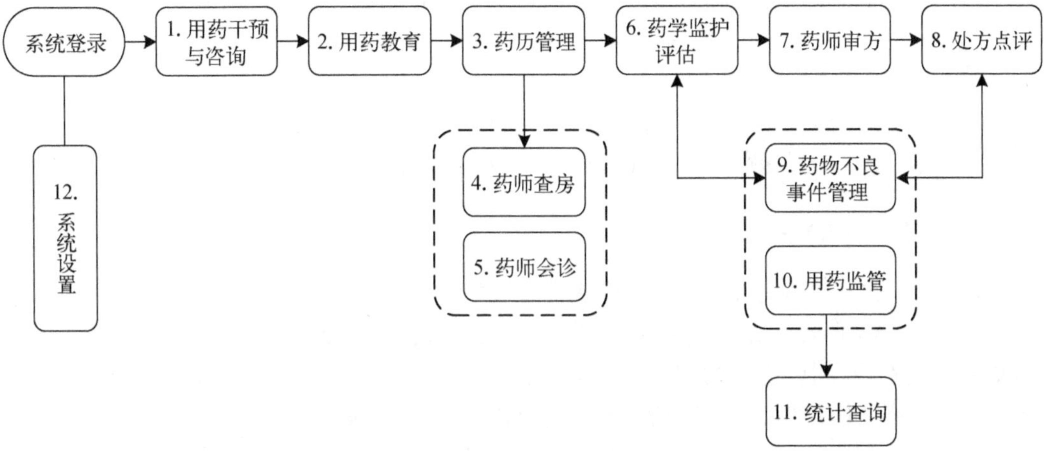

图 25.2 临床药师工作站业务流程图

25.4 功能列表

临床药师工作站功能模块见表 25.1。

表 25.1 临床药师工作站功能模块一览表

序号	功能模块
1	用药干预与咨询
2	用药教育
3	药历管理
4	药师查房
5	药师会诊
6	药学监护评估
7	药师审方
8	处方点评
9	药物不良事件管理
10	用药监管
11	统计查询
12	系统设置

25.5 功能描述

25.5.1 用药干预与咨询

(1) 支持查看药品说明书。

(2) 支持查询患者基本信息。

(3) 支持咨询内容(药师、医师)记录：如医师或其他医护人员通过用药咨询功能咨询合理用药信息，临床药师给予用药指导并收集反馈意见。

(4) 支持根据药学监护结果，药师将用药建议发送给医师。

25.5.2 用药教育

(1) 支持用药计划的制订功能。

(2) 支持进行用药教育记录，如教育次数、对象信息等。

25.5.3 药历管理

(1) 支持浏览在院患者、门诊在诊或就诊过患者的诊疗信息。

(2) 支持药师工作站根据科室、住院号、门诊号、患者姓名、诊断等筛选条件，从医院信息系统检索，并阅读患者的相关病历信息。

(3) 支持结构化病历书写功能，包括药历首页、药历记录等。

(4) 支持病历编辑时，药师可查看患者病历、检验检查、医嘱等信息，并可将这些信息插入至药历中。

(5) 支持区别临床药师培训药历和工作药历的模板。

(6) 支持基于结构化的自定义查询。

25.5.4 药师查房

(1) 支持对重点关注患者进行药师查房功能，重点关注患者筛选条件可自定义。

(2) 支持药师查房计划制定功能。

(3) 支持药师查房信息提醒功能。

(4) 支持在药历编辑中实现药师查房记录录入功能。

(5) 支持药师审核查房记录功能。

(6) 支持临床药师查房反馈记录推送至护士及医生工作站，供其调阅。

25.5.5 药师会诊

(1) 支持药师接收会诊申请单。

(2) 支持填写药师的会诊记录。

(3) 支持药师与医师间互动功能：如药师给出会诊用药建议、医师处理用药建议、药师查看医师反馈、药师评估用药疗效等。

25.5.6 药学监护评估

(1) 支持药学评估单的建立，药师可根据评估结果对患者进行药学监护评分。

(2) 支持根据不同的专科病种，设置专用监护指标模板功能，制定病种用药方案。

(3) 支持药师制定单个患者用药方案。

(4) 支持个体化多种给药方案设计功能，如一点法、生物半衰期、平均稳态血药浓度、稳态血药浓度、非线性药物动力学、肾功能减退患者、药物基因组学、特殊人群等类型方案。

（5）支持个体化给药方案，立即推送至住院护士及住院医生工作站，且在用药及开医嘱时起到提醒及警示。

25.5.7　药师审方

（1）支持临床药师审方。
（2）支持通过审方规则设置，实现药房电子化审方。
（3）支持自定义审方条件，如临床药师重点关注的患者。
（4）支持审方时调用合理用药服务。
（5）支持审方时查看患者电子病历、检验检查报告、治疗记录等信息。
（6）支持将审方不通过的处方信息推送至医生工作站。

25.5.8　处方点评

（1）支持根据条件抽取门诊处方及住院医嘱进行点评。
（2）支持点评时查看患者诊疗记录。
（3）支持自动点评。
（4）支持抗菌药物专项点评。
（5）支持处方标准化点评及填写点评内容。
（6）支持点评结论推送医生工作站。
（7）支持医生工作站对点评内容进行意见反馈。

25.5.9　药物不良事件管理

（1）支持药品不良反应报告查看。
（2）支持药师补报药品不良反应报告。
（3）支持药品不良反应警示。

25.5.10　用药监管

（1）支持根据专科、专病自定义用药监管条件。
（2）支持按照监管条件筛选出患者，并给出提醒。
（3）支持检验、检查报告异常结果提醒。

25.5.11　统计查询

（1）支持会诊用药建议的汇总、分析、查询等。
（2）实现会诊记录的统计分析，根据药师分析内容等形成工作量统计。
（3）支持处方点评合格率统计、点评问题分类统计等。
（4）支持药品不良事件统计分析功能，可根据反应表现、药品种类、原始疾病种类等途径或者关键词进行检索，并统计分析。
（5）支持用药教育查询。

25.5.12　系统设置

（1）支持药师医学公式设置。

(2) 支持药师统计计算方案对应的药物属性设置。

25.6 数据交互

(1) 与出入院管理系统交互：获取患者基本信息(如姓名、性别、年龄、科室等)。

(2) 与住院医生工作站交互：获取患者的医嘱信息，同时将点评结果返回至住院医生工作站；获取患者的会诊申请信息，同时将药历会诊信息反馈至住院医生工作站中。

(3) 与住院药房、静配中心交互：将处方审核结果反馈至药房管理系统。

(4) 与不良事件管理系统交互：获取医师和护士的不良药品事件上报信息；药剂师可进行审核和不良药品事件新增，同时将新增和审核信息反馈至不良事件管理系统。

(5) 与 LIS、RIS 交互：在药师进行处方点评时，可查看患者的检验检查结果。

(6) 与危急值管理系统交互：在药师进行处方点评时，可获取患者的危急值信息及危急值处理信息。

(7) 与合理用药系统交互：在药师进行处方点评时，可获取药品说明书、配伍禁忌等信息。

(8) 与抗菌药物管理系统交互：如在药师进行处方点评时获取抗菌药物系统信息，以进行专项点评，同时支持获取抗菌药物三级管控申请、越审批级申请等信息，并将审批结果反馈至抗菌药物管理系统中。

25.7 相关说明

抗菌药物管理相关说明详见“第 31 章　抗菌药物管理系统”相关内容。

第26章 医疗质量管理系统

26.1 定义

医疗质量管理系统是指用于各级各类医院协助医务管理部门对医疗机构中住院医疗活动进行管理、监控、督查的计算机应用软件。

该系统一般包括病区质控概览、电子病历质量管理、临床路径质量管理、单病种质量管理、抗菌药物质量管理、危急值质量管理、输血质量管理、围术期管理、会诊质量管理、不良事件管理、公共卫生报告质量管理、核心医疗制度管理、消息提醒、查询统计等功能。

26.2 目标

（1）辅助医务管理部门工作人员完成医务管理等各项业务工作。

（2）建立全面临床医疗质控点对医疗过程进行提示和警示，严格督导临床诊疗行为规范有序地进行。

（3）方便完成医务管理部门的各种临床业务报表和统计工作。

（4）与医院内的其他应用系统实现数据交互和信息共享。

26.3 流程图

26.3.1 功能示意图

医疗质量管理系统功能见图26.1。

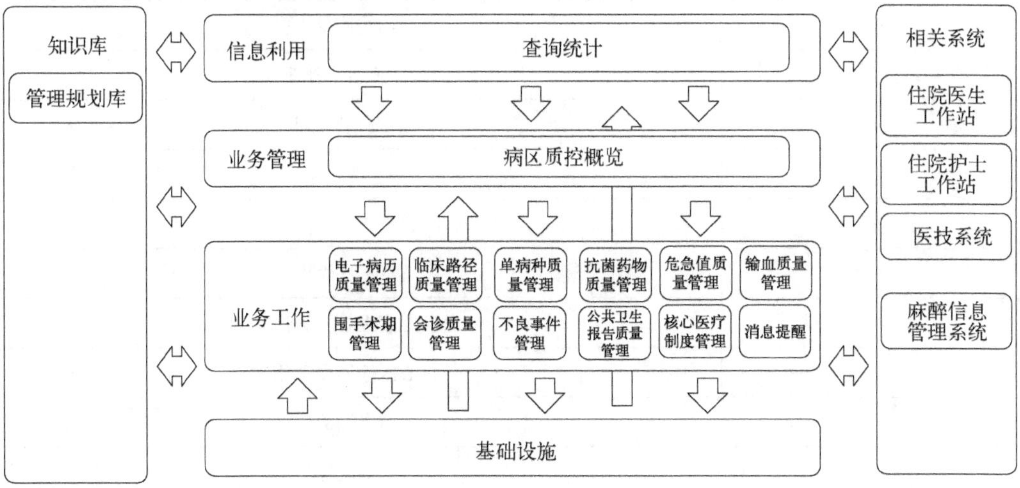

图26.1 医疗质量管理系统功能示意图

26.3.2 业务流程图

医疗质量管理系统业务流程见图 26.2。

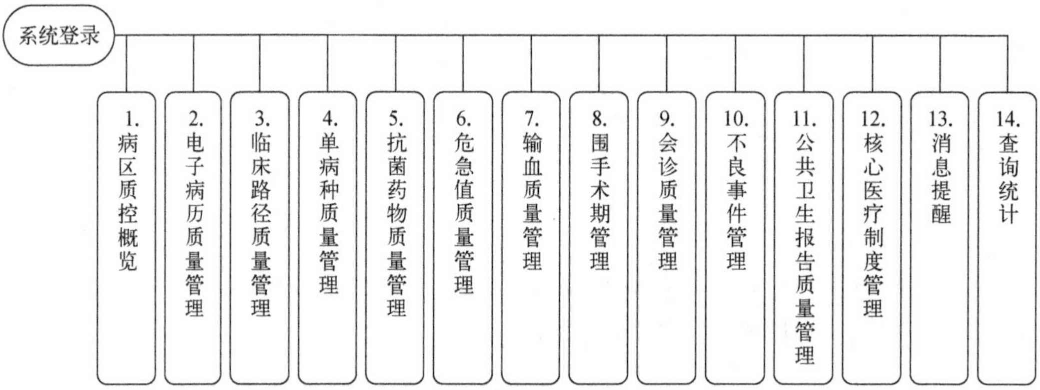

图 26.2 医疗质量管理系统业务流程图

26.4 功能列表

医疗质量管理系统功能模块见表 26.1。

表 26.1 医疗质量管理系统功能模块一览表

序　　号	功　能　模　块
1	病区质控概览
2	电子病历质量管理
3	临床路径质量管理
4	单病种质量管理
5	抗菌药物质量管理
6	危急值质量管理
7	输血质量管理
8	围术期管理
9	会诊质量管理
10	不良事件管理
11	公共卫生报告质量管理
12	核心医疗制度管理
13	消息提醒
14	查询统计

26.5 功能描述

26.5.1 病区质控概览

（1）支持对当前在院患者情况给予总览视图，显示的主题内容包括当日在院人数、新入院人数、出院人数、手术患者数、危重患者数、死亡患者数等。

（2）支持在各类主题下钻获取患者详细就诊记录。

26.5.2 电子病历质量管理

26.5.2.1 病历时限管理

（1）提供病历质控中的时限规则知识库设置，满足不同级别的提前预警、限制、控制功能。

（2）支持根据质控知识库规则，实现在院患者事前预警提示、事中流程控制的功能。

（3）支持病历时限完成情况实时监控，掌握病区病历按时完成情况。

（4）支持集中审核超时未完成的病历，分析超时原因，定义再次锁定时间，通过消息机制与临床医护保持互动。

26.5.2.2 病历抽查

（1）支持多种条件抽查在院患者病历书写情况，如入院日期、住院费用、科室、病区、医生等。

（2）支持按照重点患者进行抽查，重点患者包含手术患者、输血患者、危重患者、特级护理患者等。

（3）支持病历抽查过程中按大项进行问题登记，登记的问题反馈给临床医师。

（4）支持抽查结果导出，支持抽查结果按不同分类排序。

26.5.2.3 病历问题监控与审查

（1）支持根据病历问题大项、小项进行知识库规则设置，支持病历自动质控。

（2）支持质控缺陷问题监控与审查，及时发现病历缺陷，提醒病历书写者进行整改。

26.5.2.4 病历多级评分

（1）支持病历评分规则知识库设置，支持手术科室、非手术科室不同评分规则知识库设定。

（2）支持根据医生自评、科室评分、质控科评分、院级评分流程控制。

（3）支持根据知识库自动评分和辅助手动评分相互结合。

26.5.2.5 病历统计分析

（1）支持病历时限完成情况多维度统计分析。

（2）支持病历评分情况多维度统计分析，支持根据手术科室、非手术科室分类统计分析。

（3）支持病历问题多维度统计分析。

26.5.3 临床路径质量管理

26.5.3.1 临床路径标准审核

支持临床路径计划管理，可通过管理工具对临床路径进行统一设置、审核及发布。

26.5.3.2 临床路径过程监控

支持路径执行状况实时监控，监控内容主要包括符合路径但未纳入路径、路径执行违规操作等。

26.5.3.3 路径统计分析

(1) 支持统计的条件设定，包括时间段、入径科室、路径类型等。

(2) 支持临床路径各项统计，统计内容包括临床路径使用率、临床路径完成率、临床路径变异率等。

(3) 支持业务数据根据规则进行分析，并可以表格和图形的方式展现统计结果，路径间的统计结果可进行对比，结果可按月、按季度、按年等不同的粒度进行显示。

(4) 支持统计结果可以 PDF、Excel 等文件格式进行预览及导出。

26.5.4 单病种质量管理

(1) 支持根据条件输出各类单病种管理各项监测指标。

(2) 支持及时获得单病种执行过程及结果，如按科室、病区、单病种名称、诊断等条件查询单病种的执行情况。

(3) 支持单病种数据分析，如根据结果内容进行数据分析，包括未纳入单病种管理的原因、退出原因等。

(4) 支持单病种各项统计报表，包括单病非特异性指标评估季报表等。

26.5.5 抗菌药物质量管理

(1) 支持对医生等级、抗菌药物等级、医生对应抗菌药物等级进行设置。

(2) 支持门诊、住院抗菌药物三级管控流程进行控制，对各级医生的抗菌药物违规开立进行主动提示、控制。

(3) 支持事前进行联合用药数量限制、联合用药审批权限等设置。

(4) 支持医生对应围术期抗菌药物设置，术前用药、术后 24 小时用药等规则设置。

(5) 支持对门诊、住院围术期术前、术中、术后违规用药进行主动提示、控制。

(6) 支持在临床实际诊疗过程中对围术期抗菌药物联合用药的违规开立进行主动提示、控制。

(7) 支持联合用药审批管理，支持自动审批、移动审批、短信审批、PC 端审批。

(8) 支持对Ⅰ类切口术前预防使用抗菌药物规则进行设置。

26.5.6 危急值质量管理

(1) 支持获取危急值报告，对新监测危急值的报告在醒目界面进行提示。

(2) 支持危急值管理规则设置，包括对危急值的响应时间、处理时间、反馈时间的设置。

(3) 支持获取危急值处理结果，监测危急值处理过程，接收未在规定时间内处理的危急值事件。

(4) 支持对未处理的危急值事件督查结果的记录，并通过 PC 端、短信平台、移动端消息进行干预警示。

（5）支持危急值报告各类统计，对一段时间内全院各科对危急值报告处理的及时性、程序完整性、文书完整性进行统计。

26.5.7 输血质量管理

（1）用血申请：支持用户岗位对应用血量知识库设置、用血量申请、审批流程设置。

（2）用血评估：支持输血前8项（乙肝两对半、HIV、HCV、RPR等）校验知识库、输血申请单开单前输血知情同意书校验知识库。

（3）用血审批：支持根据预先定义的超量用血进行流程控制、对超量用血逐层审批，支持手机App、短信、PC审核。

（4）输血统计量分析：支持临床用血情况统计、血型、血品种用血分析、输血患者明细、输血费用分析等，统计支持报表层层下钻分析、多维度查询、结果导出等。

（5）支持临床用血与病历相关知识库管理，对患者术前必须完成的病历及病历完整性进行设置。

26.5.8 围术期管理

26.5.8.1 术前管理

（1）支持手术分级知识库管理，对医生级别、手术级别、医生对应手术级别等进行设置。

（2）支持手术申请与病历相关知识库管理，对手术前必须完成的病历文书进行设置。

（3）支持手术大量用血角色、用血量及用血审批流程进行设置。

（4）支持对各类术前规则在临床违规操作中进行控制，向临床主动提示完善其相关申请。

26.5.8.2 术中管理

（1）支持手术安全核查表进行完整性规则设置。

（2）支持对术中相关病历文书完整性规则设置，类型包括手术知情同意书、麻醉知情同意书等。

（3）支持对术中相关变更处理流程设置，变更类型包括手术方式、麻醉方式等。

（4）支持术中紧急用血相关流程设置，紧急用血需多级审批，用血审批支持移动、短信、PC等多种方式。

26.5.8.3 术后管理

（1）支持术后相关病历进行时限预警设置，如术后24小时内书写手术记录、术后1小时内书写术后首次病程记录等。

（2）支持对术后超过书写时限的病历文件进行提醒、限制、控制。

（3）支持对术后医嘱开立权限设置，对术后医嘱违规开立进行控制。

（4）支持Ⅰ类切口术前预防使用抗菌药物规则定义及过程控制，支持移动、短信、PC多种方式审批。

（5）支持术后感染预警设置，对术后发生感染进行流程控制，并主动推送院感报告卡供填报。

（6）支持非计划再次手术管理及流程控制，支持移动、短信、PC多种方式审批。

(7) 支持对术后死亡预警设置，对于术后死亡主动提醒死亡上报及审核。

26.5.9 会诊质量管理

(1) 支持会诊情况监控，查看会诊邀请情况、会诊接收情况；支持按会诊类别、会诊科室、会诊时间、会诊反馈等分类查询。

(2) 支持会诊效率统计分析和会诊满意度统计分析，包括满意度、出勤率、时效性等。

26.5.10 不良事件管理

(1) 支持各类不良事件报告卡的设计，类型包括药品、输血、手术等。

(2) 支持根据不良事件的类型进行流程设置，同时支持根据事件内容定义。

(3) 支持各类不良事件流程提醒、上报、审核管理，支持移动端和 PC 端提示、审批。

(4) 支持不良事件各类统计分析，包含不良事件发生件数、事件发生可能原因及改善措施等。

(5) 统计支持报表层层下钻分析、多维度查询、结果导出等。

26.5.11 公共卫生报告质量管理

(1) 支持公共卫生报告卡的设计，类型包括感染、慢病、肿瘤等。

(2) 支持报告卡与临床资料绑定设置，如诊断与报告卡、病历内容监测等。

(3) 支持各类公共卫生报告卡流程提醒、上报、审核管理，支持移动端和 PC 端提示、审批。

26.5.12 核心医疗制度管理

(1) 支持按照各类核心医疗制度进行直观展示，包括首诊医生负责制度、三级医师查房制度等。

(2) 支持在各类核心医疗制度下显示患者列表及该主题下重点病历完成情况。

(3) 支持通过下钻方式快速定位到患者诊疗记录。

26.5.13 消息提醒

(1) 支持按照实际业务需要进行提醒策略的设定，包括不同管理角色、提醒内容、提醒间隔时间等。

(2) 支持根据设定的提醒策略、各类角色，集中显示最新与临床互动消息提醒，如病历抽查消息、会诊消息等，支持将所有最新消息一键调用，快速完成消息的查阅。

(3) 支持对病区急、危、重患者给予集中警示，根据分类调用患者列表意见，可快速查看患者诊疗信息。

(4) 支持根据各类角色集中显示所有待审批的任务，如特殊用药申请、大量用血申请等。

(5) 支持在质控系统主界面将所有待审批的任务一键调用，快速完成审批。

26.5.14 查询统计

26.5.14.1 重点指标查询

(1) 支持建立院内重点质控监测指标总览，指标总览的内容包括基本监测指标、临床路径指标、电子病历指标等。

（2）支持在质控重点监测指标下钻获取患者详细信息。

26.5.14.2 患者信息查询

（1）支持对在院、出院患者进行检索，可查询患者的临床诊疗信息。

（2）支持将病区在院患者选择为重点关注患者，重点关注患者与系统操作人员工号对应。

26.6 数据交互

（1）与出入院管理系统、病区医生工作站交互：获取患者信息、费用信息、医嘱信息。

（2）与医技系统交互：如检查检验报告及医学影像的浏览。

（3）与病区护士工作站交互：如护理信息调阅、医嘱执行过程记录查询、重症护理记录调阅。

（4）与麻醉信息管理系统交互：如手术、麻醉信息调阅。

26.7 相关说明

略。

第27章 门急诊业务管理系统

27.1 定义

门急诊业务管理系统是指用于各级各类医院辅助门急诊管理部门工作人员完成日常工作及管理的计算机应用软件。

该系统一般包括挂号单元管理、排班及号源管理、病假单管理、门诊宣教管理、业务资源监控管理、医疗质量管理、查询统计等功能。

27.2 目标

(1) 便捷辅助门急诊管理部门工作人员完成门急诊管理的各项业务工作。

(2) 方便门急诊管理部门进行监控,优化就医流程,提高业务资源利用率。

(3) 为医疗质量管理和各类运行指标提供信息支撑。

(4) 与医院内的其他应用系统实现数据交互和信息共享。

27.3 流程图

27.3.1 功能示意图

门急诊业务管理系统功能见图 27.1。

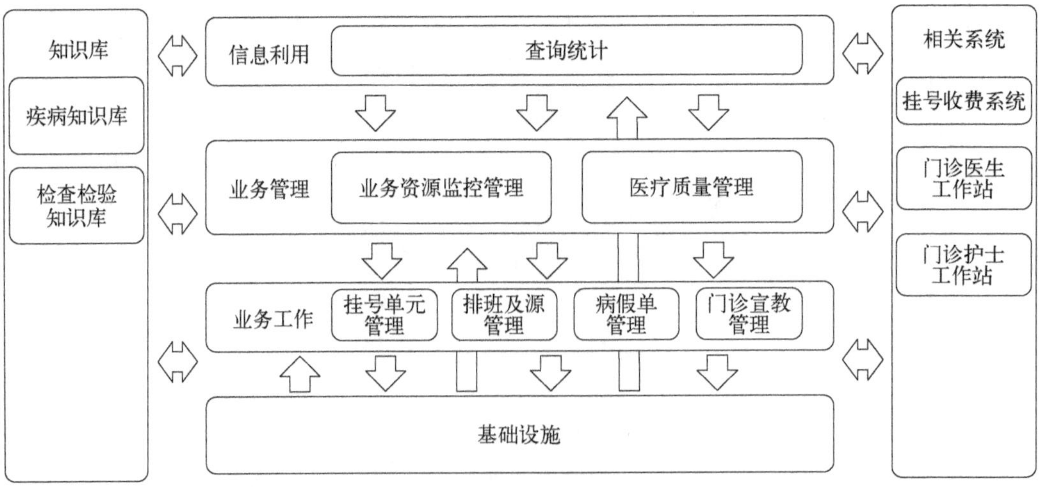

图 27.1 门急诊管理系统功能示意图

27.3.2　业务流程图

门急诊业务管理系统业务流程见图 27.2。

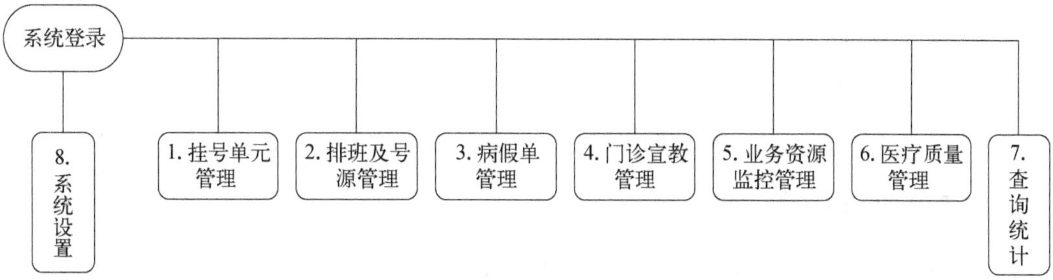

图 27.2　门急诊管理系统业务流程图

27.4　功能列表

门急诊业务管理系统功能模块见表 27.1。

表 27.1　门急诊管理系统功能模块一览表

序　　号	功　　能　　模　　块
1	挂号单元管理
2	排班及号源管理
3	病假单管理
4	门诊宣教管理
5	业务资源监控管理
6	医疗质量管理
7	查询统计
8	系统设置

27.5　功能描述

27.5.1　挂号单元管理

挂号单元管理是指门急诊管理部门根据临床业务需求，可通过系统实时增加或调整科室、专科、专病等挂号单元的功能。

(1) 增加或调整科室、专科、专病等挂号单元，并建立相对应的关联科室。

(2) 设定挂号单元对应的绩效核算单元，方便绩效考核。

(3) 设定挂号单元可开展业务的人群性质，如医保、干保、自费等。

27.5.2　排班及号源管理

(1) 支持医院普通、专科、专病开诊时间系统设定。

(2) 支持专家出诊排班及预约号源管理。

(3) 支持完成专家停诊申请、审批及公示，支持预约患者的专家停诊信息短信通知。

(4) 支持出诊科室及专家信息发布，实时联动挂号信息。

(5) 支持设置普通、专科、专病及专家预约渠道，可对诊间预约、自助预约、便民服务中心预约、电话预约、网上预约、微信预约、App 预约等进行分类查询统计。

27.5.3 病假单管理

(1) 支持对门诊医生开立的病假单进行审核。

(2) 支持按自定义条件对病假单进行分类统计查询。

27.5.4 门诊宣教管理

(1) 支持对门诊各科室播放人员权限进行设置。

(2) 支持对医院门诊整体公告显示布局及内容进行维护。

(3) 支持宣教内容在分类院内媒体上的发布、展示(如宣传屏、候诊屏等)。

27.5.5 业务资源监控管理

(1) 支持对门诊资源(包括诊室、门诊手术室等)进行统一管理，并可对诊室、门诊手术室使用情况进行实时监控，便于资源实时调控及提高资源利用率。

(2) 支持显示当前挂号人数及剩余号源。

(3) 支持显示诊间排队情况，已就诊情况等。

27.5.6 医疗质量管理

(1) 支持对门急诊病历进行病历内容监控和考核，提高门急诊病历质量。

(2) 支持门诊处方及大处方分析，加强合理收费管理。

(3) 支持门急诊危急值处理情况统计分析及自动提醒。

(4) 支持麻醉处方权限及特殊药品使用审核。

(5) 支持门急诊投诉及纠纷登记，并可根据科室或医师统计医疗投诉、纠纷及赔偿情况。

27.5.7 查询统计

(1) 支持根据科室、专家、初诊、复诊等进行预约情况统计分析；支持按日、按月、按季度、按年统计各科室医生、专家、专病挂号人数，并可进行同期比较。

(2) 支持根据科室或医师统计接诊人数，并统计分析专家出诊率、停诊率。

(3) 支持对患者均次费用、药占比等进行监控。

27.5.8 系统设置

(1) 支持针对不同属性的科室、专病的挂号设置。

(2) 支持人群与科室、诊间的对应设置。

(3) 支持对排版系统中医生出诊、停诊、复诊、换诊的设置。

(4) 支持不同级别医生与请假缘由、请假天数的对应设置。

(5) 支持对不同质量控制分析数据、格式及统计逻辑的设置。

27.6 数据交互

（1）与挂号收费系统交互：管理医院的挂号科目排班、号源等资源。

（2）与门诊医生工作站交互：获取病历、医嘱、病假单等信息。

（3）与门诊护士工作站交互：获取各诊室的排队及剩余号源信息。

27.7 相关说明

略。

第 28 章　护理管理系统

28.1　定义

护理管理系统是指用于各级各类医院辅助护理管理部门及各级护士长完成护理管理日常工作及质量控制管理工作的计算机应用软件。

该系统一般包括护理日常行政管理、护理评价体系管理、护理日常行政管理及质量考核评估、统计查询等功能。

28.2　目标

(1) 便捷辅助护理管理部门及护士长完成护理日常工作及相关管理工作。

(2) 提高护理质量、管理效率及绩效考核的透明性及科学性。

(3) 方便完成护理管理部门的各种业务报表和统计查询工作。

(4) 与医院内的其他应用系统实现数据交互和信息共享。

28.3　流程图

28.3.1　功能示意图

护理管理系统功能见图 28.1。

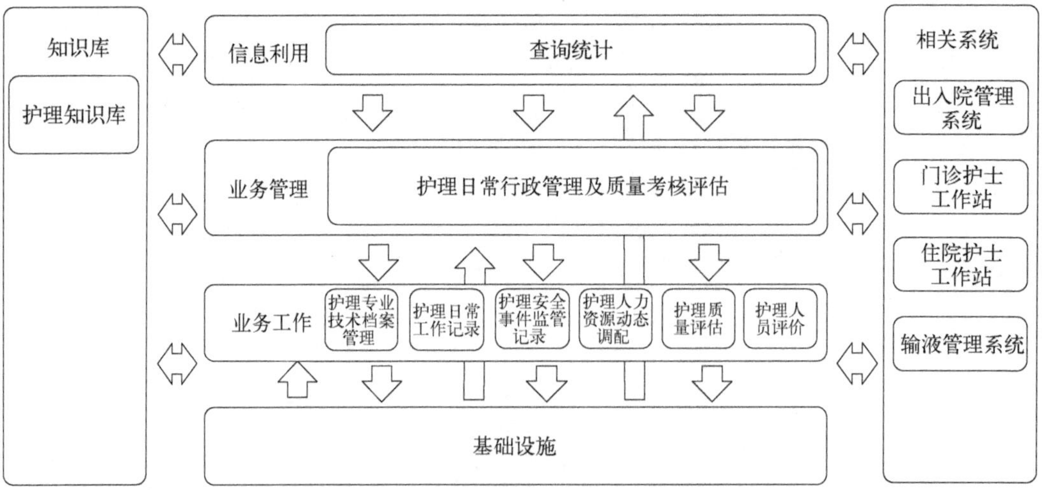

图 28.1　护理管理系统功能示意图

28.3.2 业务流程图

护理管理系统业务流程见图 28.2。

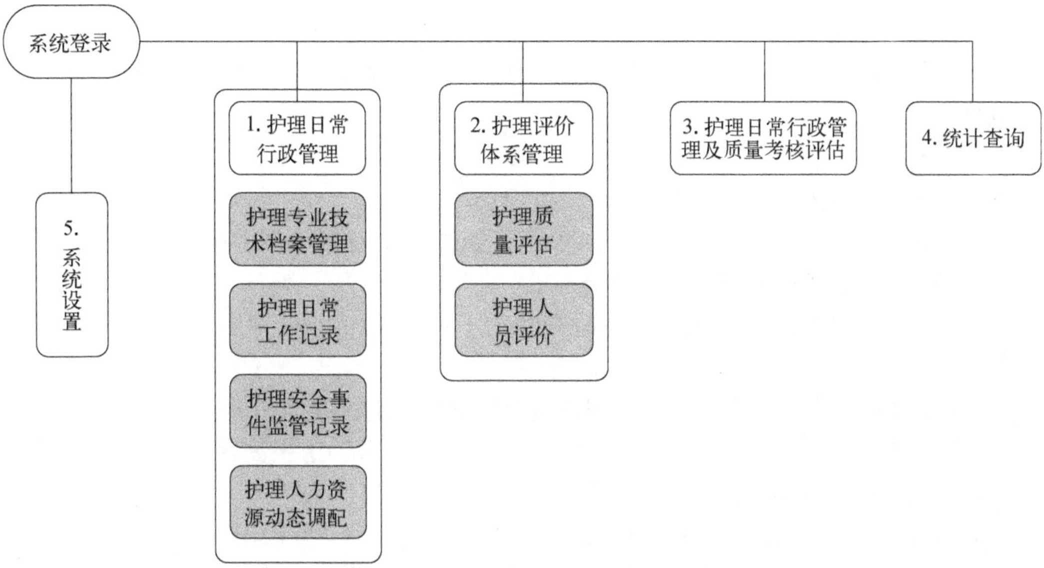

图 28.2 护理管理系统业务流程图

28.4 功能列表

护理管理系统功能模块见表 28.1。

表 28.1 护理管理系统功能模块一览表

序号	功能模块
1	护理日常行政管理
2	护理评价体系管理
3	护理日常行政管理及质量考核评估
4	统计查询
5	系统设置

28.5 功能描述

28.5.1 护理日常行政管理

28.5.1.1 护理专业技术档案管理

(1) 支持建立个人技术档案记录：符合医院管理需要及习惯，方便属性字段的添加及删减，如护龄、护士能级、执业证书号和工作经历等。

(2) 支持个人技术档案单人录入、批量导入、接口方式导入。

（3）支持个人技术档案集中管理：可根据年份、病区/大科/全院、年龄段、职称、学历等分类统计。

（4）支持人员信息审核：可自主分配管理人员审核权限。

28.5.1.2　护理日常工作记录

（1）支持护理人员的相关投诉、表扬、满意度等信息的登记。

（2）支持各级各科护士长手册登记及手册相关信息采集；需支持手册整体完成情况信息呈现。

（3）支持护理规章制度查阅。

（4）支持各类药品、仪器、物品清点检查记录。

（5）支持对各级护理管理工作记录的评阅，如排班、护士长手册的质量整改等。

28.5.1.3　护理安全事件监管记录

（1）支持跌倒、坠床、压疮、管道滑脱等各类不良事件的上报、原因分析、整改处理及效果评价。

（2）支持防差事件的登记上报，如医嘱差错、发药差错、给药差错等。

（3）支持最多四级（护士-病区护士长-科护士长-护理部）上报流程，且上报流程根据医院管理规定可灵活调配。

28.5.1.4　护理人力资源动态调配

（1）支持记录和管理护理人员的岗位信息，包括转岗、借调、轮转等。

（2）支持实习生、进修生等角色的轮转计划管理，可进行出科考评记录。

（3）支持人员缺勤记录，包括进修、培训、请假以及各类缺勤申请审核信息管理。

（4）支持记录年假休假记录以及加班调休记录，可自动计算并汇总考勤信息。

（5）支持人员动态排班，可根据排班班组、班次规则模板进行快速排班。

（6）排班支持责任护士及责任床位信息记录。

（7）支持相关人员动态信息的导入和导出，如排班、在岗信息、轮转及请假缺勤等信息。

28.5.2　护理评价体系管理

28.5.2.1　护理质量评估

（1）支持多种质量考评模式，包括日查、夜查、随机抽查等。

（2）支持质控扣分常用说明资料库的管理。

（3）支持护理部、科护士长、病区护士长三级护理管理设置。

（4）支持利用质控品管工具建立"考核-整改-反馈-评价"的闭环式整改管理模式；支持护理部、科护士长、护士长三级整改；支持护理管理人员对以往度考核记录进行监察考评。

28.5.2.2　护理人员评价

（1）支持评价指标的量化定义，如学历、职称、能级、科研成果、培训记录等。

（2）支持工作量的定义，如护理等级、临床护理行为、难度系数等。

（3）支持针对不同护理人员评价方案的设定，如绩效方案、职级方案等。

（4）支持按方案计算科室、病区、个人评价计分。

28.5.3 护理日常行政管理及质量考核评估

（1）支持护士继续教育信息管理，可自动汇总个人年度考核信息，并可根据个人年度继续教育学时学分要求给予定期预警提示。

（2）支持理论、操作考试自定义项目。

（3）支持培训安排、报名、登记、审核等各环节信息登记。

（4）支持院外培训信息登记审核，包括参加各类各等级继续教育培训班所获得的学分、资质、证件等信息。

（5）支持护士“三基”考核信息登记，包括考核计划安排、考试成绩记录等信息。

（6）支持考试成绩批量导入，支持附件信息上传。

（7）支持护理科研信息的登记。

28.5.4 统计查询

（1）支持护士相关档案信息的汇总统计。

（2）支持各类考核、能级统计汇总报表。

（3）支持人员动态调整、排班、考勤信息统计。

（4）支持护理质量各项指标项计算结果显示。

（5）提供常规柱状图、饼图、趋势图等图表工具的数据分析，以及提供图表工具分析以供决策辅助，如直方图、柏拉图、鱼骨图等。

（6）支持查询统计，如投诉、表扬等。

28.5.5 系统设置

（1）支持护理管理组织体系人员构成及权限管理。

（2）支持护理管理工作所需要的各类考评表单、参数及权限等信息自定义维护。

（3）支持各类数据汇总统计参数设置。

28.6 数据交互

（1）与出入院管理系统交互：自动提取患者基本信息、诊疗信息，如住院号、床位号、诊断信息、转归信息记录等。

（2）与门诊护士工作站交互：自动提取患者体征采集数据。

（3）与住院护士工作站交互：获取临床评估信息并整合呈现，如压疮、导管、跌倒等安全评估信息。

（4）与输液管理系统交互：获取护士的绩效考核数据。

28.7 相关说明

略。

第29章　医保管理系统

29.1　定义

医保管理系统是指用于各级各类医院辅助医保专职部门(人员)开展医保业务管理、费用审核的计算机应用软件。

该系统一般包括医保项目审核、医保对账、医保指标分解、医保监控、医保合理性考核、医保政策查询、查询统计等功能。

29.2　目标

(1) 便捷辅助医保专职部门(人员)完成医保管理等各项业务工作。

(2) 为医院医疗费用控制、管理提供决策支持。

(3) 提供统一对账及查询,完成医保部门的各种业务管理报表和统计工作。

(4) 与医院内的其他应用系统实现数据交互和信息共享。

29.3　流程图

29.3.1　功能示意图

医保管理系统功能见图29.1。

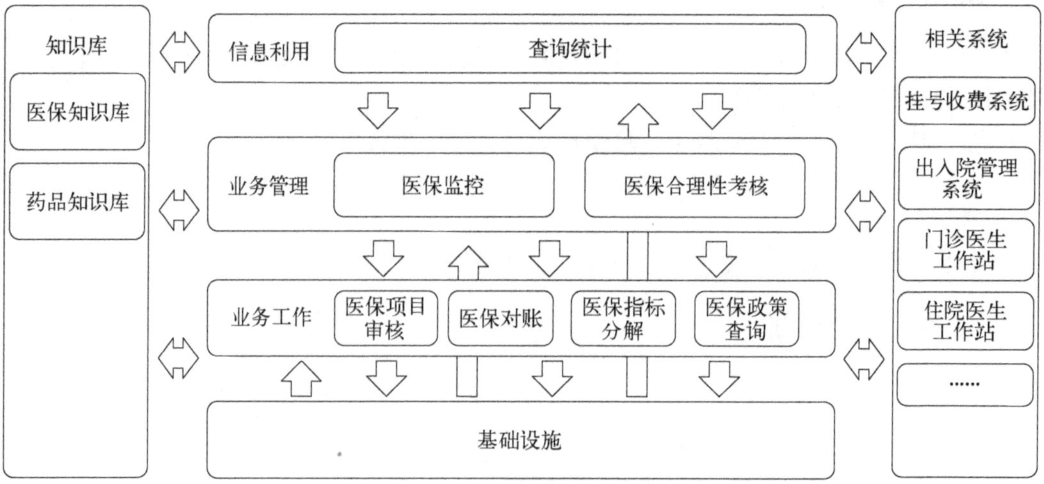

图29.1　医保管理系统功能示意图

29.3.2 业务流程图

医保管理系统业务流程见图 29.2。

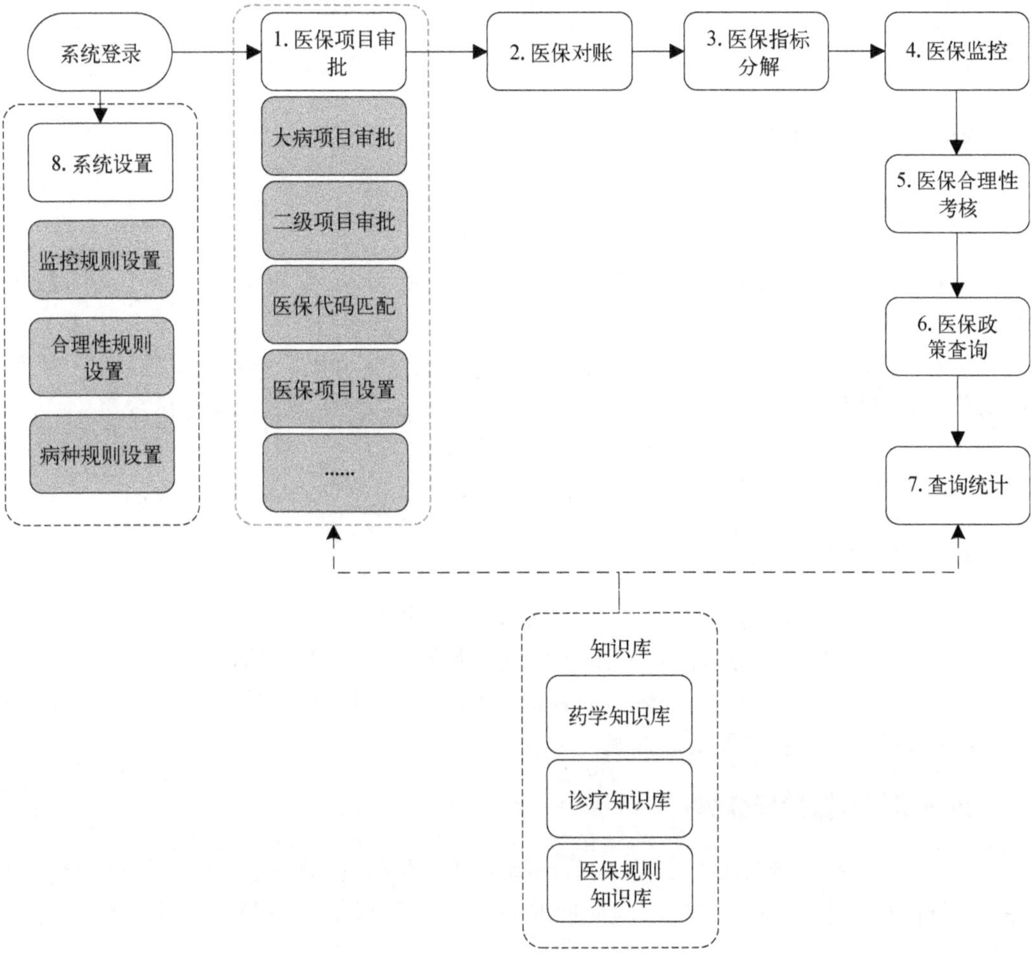

图 29.2 医保管理系统业务流程图

29.4 功能列表

医保管理系统功能模块见表 29.1。

表 29.1 医保管理系统功能模块一览表

序　　号	功　能　模　块
1	医保项目审批
2	医保对账
3	医保指标分解
4	医保监控
5	医保合理性考核

续　表

序　号	功　能　模　块
6	医保政策查询
7	查询统计
8	系统设置

29.5　功能描述

29.5.1　医保项目审核

（1）支持将院内医保项目、药品代码进行匹配更新，以支持医保数据上传审核的要求。

（2）支持对药品基础字典和收费项目字典进行医保支付比例设置或审核，供门诊、住院医保结算使用。

（3）支持对门诊大病医保患者的项目进行审核。

（4）支持对门诊、住院二级项目进行审核。

29.5.2　医保对账

（1）支持按对账周期内产生的医保交易数据进行医保对账。

（2）支持将患者诊疗过程中产生的医保费用数据，生成 HIS 明细对账文件。

（3）支持根据医保中心要求将明细对账文件每日、每月进行上传。

（4）支持根据医保对账反馈调账。

29.5.3　医保指标分解

（1）支持对指标分解细化设置，如门诊指标分解到科室或医生，住院指标分解到科，并可根据医保要求，对指标进行分解，同时对指标的完成情况设置超标比例的报警上下限。

（2）支持根据医院管理要求，在各个应用层面设置是否开启报警及控制，如在医生工作站、护士工作站、收费处可分别设置预警、控制、不控制。

（3）支持对在院患者的医保费用预警调控，分别对每个科室的在院患者的医保费用设置预警值。

29.5.4　医保监控

（1）根据医保规则、控费知识库实时监控医嘱，对违规行为实时警示。

（2）支持对每日医院产生的业务数据进行医保规则引擎分析，并可对疑似违规信息进行处理。

29.5.5　医保合理性考核

（1）支持根据各类医保监控规则对数据进行分析审核，生成周期内的疑点问题列表。

（2）支持疑点内容快照，根据检出的疑点人员列表，提供对应的原始医嘱、处方结算等数据，供管理人员分析。

29.5.6 医保政策查询

（1）支持通过文档导入、网页查询等多种方式，实现医生、护士、财务人员在信息系统中查阅当前及历年医保政策。

（2）支持以公告、消息等形式向本院相关人员传达本院医保规则完成宣教。

29.5.7 查询统计

（1）支持按月度及年度汇总统计医院医保指标完成情况、超标比例、上下限预警情况等。

（2）支持根据各类查询条件进行统计查询，如按门诊、住院统计、按科室医生统计。

（3）支持各项指标的同期对比和排名分析，为医院决策及绩效管理提供依据。

29.5.8 系统设置

（1）支持根据各类知识库如药学知识库、诊疗知识库，对超量用药、配伍禁忌、特殊人群禁忌证等诊疗行为提供医保警示规则设置。

（2）支持根据医保适应证规则，对不同临床适应证限制开展的医保诊疗项目范围提供设置。

29.6 数据交互

（1）与门诊医生工作站、住院医生工作站交互：获取患者处方及医嘱信息，提供处方或医嘱合理性规则判断依据。

（2）与挂号收费系统、出入院管理系统交互：获取患者处方及医嘱费用信息，提供费用合理性判断依据。

29.7 相关说明

略。

第 30 章 医院感染管理系统

30.1 定义

医院感染管理系统是指用于各级各类医院协助医院感染、防保等感控职能科室(人员)完成日常院内感染、传染病监测管理工作的计算机应用软件。

该系统是对住院患者在住院过程中发生的感染相关情况进行监测预警、确认排除,并根据上报感染的病例,以及手术、ICU 等重点监测人群进行综合监测和目标监测的计算机信息管理系统。

该系统一般包括数据采集、感染自动筛查、感染确认排除、感染上报与审核、干预反馈、医院感染综合性监测、医院感染现患率监测、侵袭性操作检测、医院感染目标性监测、环境卫生监测、医务人员职业防护管理等功能。

30.2 目标

(1) 辅助感控职能部门(人员)完成院内感染各项业务工作。

(2) 实现住院患者医院感染相关临床数据的自动采集。

(3) 满足医院感染病例自动筛查、实时预警、确认排除、干预反馈的需求及院内感染质量控制的监测需求。

(4) 与医院内的其他应用系统实现数据交互和信息共享。

30.3 流程图

30.3.1 功能示意图

医院感染管理系统功能见图 30.1。

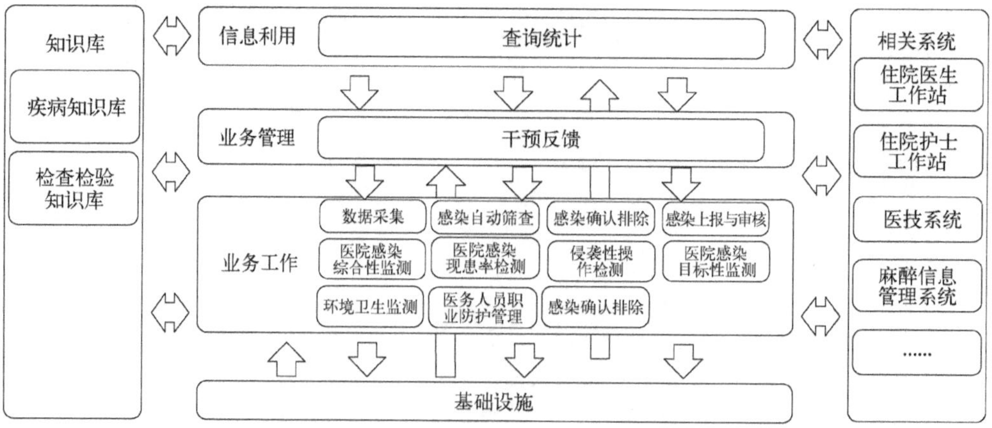

图 30.1 医院感染管理系统功能示意图

30.3.2 业务流程图

医院感染管理系统业务流程见图 30.2。

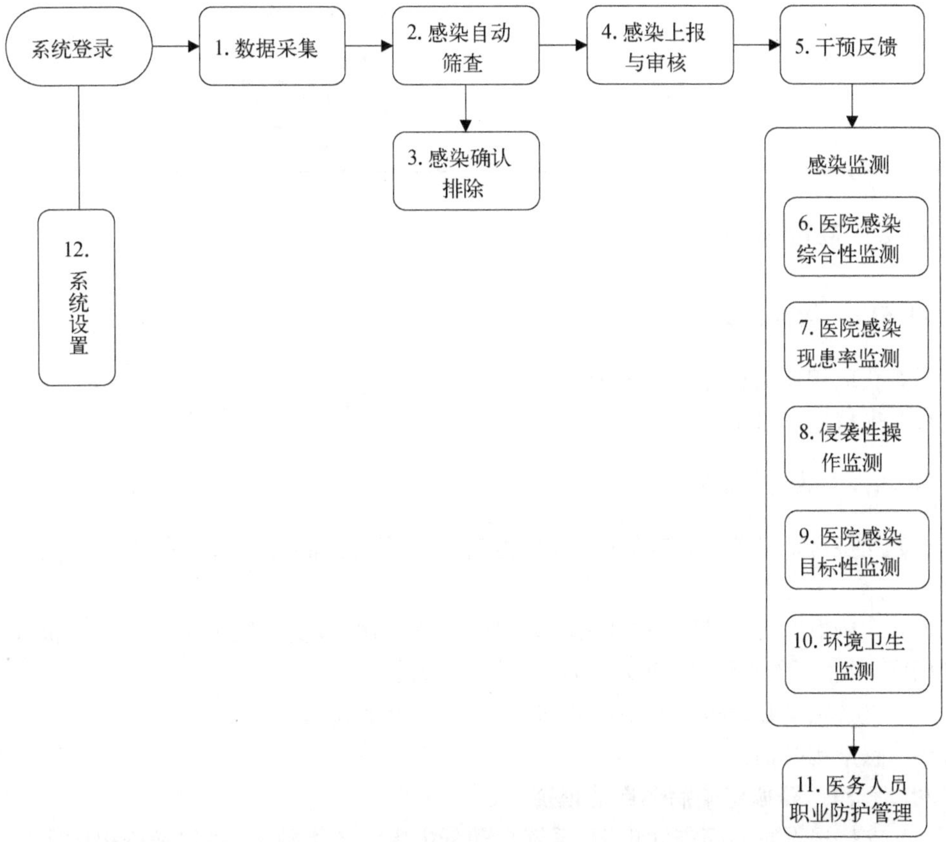

图 30.2 医院感染管理系统业务流程图

30.4 功能列表

医院感染管理系统功能模块见表 30.1。

表 30.1 医院感染管理系统功能模块一览表

序　　号	功　能　模　块
1	数据采集
2	感染自动筛查
3	感染确认排除
4	感染上报与审核
5	干预反馈
6	医院感染综合性监测
7	医院感染现患率监测

续 表

序　　号	功　能　模　块
8	侵袭性操作监测
9	医院感染目标性监测
10	环境卫生监测
11	医务人员职业防护管理
12	系统设置

30.5 功能描述

30.5.1 数据采集

（1）获取相关信息并进行记录。

（2）支持用户自定义记录项。

30.5.2 感染自动筛查

（1）支持自定义感染筛查策略，如体温升高范围、白细胞升高范围、手术后发热天数范围。

（2）支持根据筛查策略，对采集的数据进行自动筛查，及时发现疑似感染病例和感染危险因素，并提示给职能科室（人员）和临床医护人员。

（3）支持感染筛查策略知识库的建立，提高预警准确率。

（4）感染实时预警。

30.5.2.1 疑似感染病例自动预警

（1）支持根据感染筛查知识库，系统自动分析患者各类数据，并将筛查出的疑似感染病例生成预警信息反馈给院感职能科室（人员）和临床医护人员。

（2）支持疑似感染患者预警信息按感染时间、科室、床位分布等直观展现，提供疑似感染患者辅助诊断信息：包括检出菌结果、次数、发热天数、血常规次数、血常规检查异常次数、导管使用情况等，并能够图形化展现患者入院以来感染要素变化情况。

（3）支持对多部位、多例次感染预警，同时确保预警的准确性和及时性。

30.5.2.2 多重耐药菌预警

（1）支持根据多重耐药菌判断策略，系统自动分析检出细菌以及药敏试验结果，判断多重耐药菌名称，并将筛查结果生成预警信息反馈给院感职能科室（人员）和临床医护人员。

（2）支持多重耐药菌检出例数预警阈值，对相同科室检出相同多重耐药菌的例数超阈值时，及时警示。

（3）支持多重耐药菌预警信息按检出日期、科室、床位分布等直观展现，并对多重耐药菌患者的全部药敏试验结果进行清晰展示。

（4）支持医院感染职能科室（人员）对多重耐药菌预警患者的院内、社区、定植、污染、重复感染的确认或排除。

(5) 当系统判断多重耐药菌患者微生物送检结果阴性后，提供解除警报提示。

30.5.2.3 抗菌药物超标预警

(1) 支持对医院各科室抗菌药物指标设置预警阈值，对超阈值指标进行警示。

(2) 实现住院非限制级、限制级、特殊级抗菌药物使用率、送检率；治疗用、预防用、治疗+预防用使用率、送检率；联合用药率；Ⅰ类切口手术预防用药率等指标的超标信息进行预警。

30.5.3 感染暴发预警

(1) 支持对医院各科室感染指标设置预警阈值，对超阈值指标进行警示。

(2) 支持定时监控全院院感动态情况，自动监测所有病区的现患、发热、三大管使用、重点菌检出等感染危险因素的暴发预警，并作趋势分析。

(3) 支持自动监测一段时期内同科室发生多次相同感染情况的预警提示。

(4) 支持自动监测一段时期内同科室发生多例相同病原体的感染病例预警提示。

(5) 支持提供医院感染专职科室(人员)将暴发预警信息反馈给临床医护人员进行警示及干预。

30.5.4 感染确认排除

(1) 支持根据疑似病例预警结果，及时提示感染职能科室(人员)进行确认或排除感染，确认感染病例，能够生成干预措施主动推送给临床医生。

(2) 支持根据疑似病例预警结果，直接生成感染部位、感染类型、危险因素等数据，便于确认感染时操作。

(3) 疑似感染确认排除时，支持对患者数据生成感染要素时序图，图形化展现患者入院以来感染变化情况。

30.5.5 感染上报与审核

(1) 支持根据疑似病例预警结果，及时提示临床医师进行确认或排除感染，确认后的感染作上报处理。

(2) 支持临床医师主动上报感染报告卡。

(3) 系统对临床上报的报告卡，支持提醒感染职能科室(人员)，便于及时进行审核操作。

(4) 感染职能科室(人员)对报告卡进行审核时，支持集中调阅患者诊疗信息，包括电子病历、医嘱、医技报告、体征数据等。

(5) 支持对重复报卡和错误报卡的修改和退回，临床上报时系统自动提醒是否为多次感染患者，以免重复上报。

30.5.6 干预反馈

(1) 支持确认感染的患者及时推送给临床医生进行干预管理。

(2) 支持在系统任意监测界面，均能够生成干预措施主动推送给临床医生。

(3) 支持根据感染 SOP 自动生成干预措施主动推送给临床医生。

(4) 支持临床反馈评价,记录干预执行情况。

(5) 支持对干预后临床未处理的病例进行警示。

30.5.7 医院感染综合性监测

(1) 医院感染发病率统计、日医院感染发病率统计:支持任意时间区间内,全院以及各科室在院、出院患者住院总天数、感染人数、出院患者感染人数、感染率、日医院感染发病率、感染例次数、例次感染率、日医院感染例次发病率等指标统计。

(2) 支持折线图、趋势图和柱状图对长期的感染情况进行分析。

30.5.8 医院感染现患率监测

(1) 现患率调查:系统支持在指定的调查日生成所有调查对象,对某一横截段面,全院患者感染情况进行调查。调查时系统自动加载调查对象所有的住院信息,无法自动加载的数据由调查录入人员手工补录,并保存调查表。

(2) 现患率统计:支持对完成的现患率调查结果生成汇总统计报表,包括医院感染患病率、实查率等。

30.5.9 侵袭性操作监测

(1) 导尿管相关尿路感染监测:支持任意时间区间内,全院以及各科室在院、出院患者住院人数、住院总日数、导尿管使用总日数、使用率、千日感染率等指标统计。

(2) 中心静脉置管相关血流感染监测:支持任意时间区间内,全院以及各科室在院、出院患者住院人数、住院总日数、中心静脉导管使用总日数、使用率、千日感染率等指标统计。

(3) 呼吸机相关呼吸道感染监测:支持任意时间区间内,全院以及各科室在院、出院患者住院人数、住院总日数、呼吸机使用总日数、使用率、千日感染率等指标统计。

30.5.10 医院感染目标性监测

30.5.10.1 外科感染手术目标性监测

(1) 手术日志:支持自动生成每日手术患者手术信息,如手术日期、手术名称、主刀医生、切口等级、麻醉方式等。

(2) 手术病例搜索:支持根据手术相关条件搜索手术患者查看患者信息。

(3) 手术部位感染率统计:支持统计一段时间内,手术部位感染率汇总百分比。

(4) 按手术名称统计感染率:支持统计一段时间内,不同 ICD－9 手术名称,感染率汇总百分比。

(5) 按危险指数统计感染率:支持统计一段时间内,支持 75 百分位计算不同手术危险指标感染率汇总百分比。

(6) 按外科手术医生统计医生感染专率:支持统计一段时间内,不同外科手术医师感染专率。

(7) 按手术切口统计感染率:支持统计一段时间内,不同手术切口感染率汇总百分比。

30.5.10.2　ICU目标性监测

(1) ICU患者日志：支持自动生成每日ICU患者数、留置导尿管病例、中心静脉插管病例、使用呼吸机病例的患者日志。

(2) ICU患者三管使用率、感染率统计：支持按科室、病区、日期汇总统计任意时间内，ICU患者三管使用率、使用天数、患者感染率、感染例次率等。

(3) ICU患者日感染发病率统计：支持按科室、病区、日期汇总统计任意时间内，ICU患者日医院感染发病率、日医院感染例次发病率等。

(4) ICU患者平均病情严重程度：支持ICU患者临床病情分类标准评定，并根据录入的评定分数自动统计平均病情严重程度。

(5) ICU患者调整感染率：支持根据ICU患者感染率、日感染率的计算结果，结合平均病情严重程度的计算结果，统计ICU患者调整感染率、调整日感染率。

(6) 高危新生儿感染监测。

(7) 新生儿重症监护中心(neonatal intensive care unit，NICU)患者日志：支持自动生成每日脐/中心静脉插管病例、使用呼吸机病例，并根据新生儿体重进行分类。

(8) 支持按新生儿体重分类，分别统计任意时间内，新生儿脐/中心静脉插管、使用呼吸机使用率、使用天数、感染率、感染例次率等。

(9) 细菌耐药性监测。

(10) 细菌检出日志：支持自动生成每日各类感染类型细菌检出的患者名单，对每日检出多重耐药菌进行专项提醒。

(11) 多重耐药菌检出日志：支持自动生成每日全院各科室检出多重耐药菌日志，并提供感控专职人员对检出菌与感染关联的操作。

(12) 主要病原微生物构成比及耐药率：支持统计任意时间内，医院检出主要病原微生物(前5、10、15、20)占所有病原微生物构成比、发现率、检出率、对抗菌药物的耐药率、中介率、敏感率。并支持绘制耐药率变化趋势图。

(13) 主要革兰阳性细菌的构成比及耐药率：支持统计任意时间内，医院检出主要革兰阳性细菌(前5、10、15、20)占所有革兰阳性细菌构成比、发现率、检出率、对抗菌药物的耐药率、中介率、敏感率。并支持绘制耐药率变化趋势图。

(14) 主要革兰阴性细菌的构成比及耐药率：支持统计任意时间内，医院检出主要革兰阴性细菌(前5、10、15、20)占所有革兰阴性细菌构成比、发现率、检出率、对抗菌药物的耐药率、中介率、敏感率。并支持绘制耐药率变化趋势图。

(15) 支持统计一段时间内全院或各个病区主要检出菌对各种抗菌药物耐药率＞75％、＞50％、＞40％、＞30％的颜色标注，并能够反馈给临床进行合理用药预警。

(16) 支持统计主要多重耐药菌构成比、发现率、检出率、对各种抗菌药物的耐药率。

a. 支持统计一段时间内全院或各个病区耐甲氧西林金黄色葡萄球菌(MRSA)、发现率、检出率、占金黄色葡萄球菌的构成比、对抗菌药物的耐药率。

b. 支持统计一段时间内全院或各个病区泛耐药鲍曼不动杆菌(PDR－AB)、发现率、检出率、占鲍曼不动杆菌构成比、对抗菌药物耐药率。

c. 支持统计一段时间内全院或各个病区泛耐药铜绿假单胞菌(PDR－PA)、发现率、检出率、占铜绿假单胞菌构成比、对抗菌药物耐药率。

d. 支持统计一段时间内全院或各个病区耐万古霉素肠球菌(VRE)、发现率、检出率、占肠球菌属细菌的构成比、对抗菌药物的耐药率。

e. 支持统计一段时间内全院或各个病区耐碳青霉烯类肠杆菌科细菌(CRE)、发现率、检出率、占肠杆菌科细菌的构成比、对抗菌药物的耐药率。

f. 支持统计一段时间内全院或各个病区耐碳青霉烯鲍曼不动杆菌(CRABA)、发现率、检出率、占鲍曼不动杆菌的构成比、对抗菌药物的耐药率。

g. 支持统计一段时间内全院或各个病区耐碳青霉烯铜绿假单胞菌(CRPAE)、发现率、检出率、占铜绿假单胞菌的构成比、对抗菌药物的耐药率。

(17) 科室送检阳性率统计：支持一段时间内，微生物送检结果阳性比例按科室分布统计。

(18) 标本送检阳性率统计：支持一段时间内，微生物送检结果阳性比例按送检标本分布统计。

30.5.10.3 抗菌药物监测

参见本书“第 31 章 31.5.5”相关内容。

30.5.11 环境卫生监测

(1) 支持对重点科室医务人员手卫生消毒灭菌效果监测统计；支持对医院各科皂液/手消毒液领用数量进行监测，从而体现手卫生依从性情况。

(2) 支持对重点科室医务人员空气以及物体表面等消毒灭菌效果监测统计。

(3) 支持对一次性用品、消毒剂、灭菌器等用品细菌检测情况统计。

(4) 支持对内镜消毒灭菌效果检测统计。

30.5.12 医务人员职业防护管理

(1) 支持在医生工作站、护士工作站或院感系统中填报职业暴露登记表。

(2) 支持感染职能科室对新发职业暴露登记并进行审核确认、记录免疫情况结果。

(3) 支持感染职能科室对职工职业伤害进行进一步跟踪，并根据免疫情况按时对后续检查、治疗进行提醒。

(4) 支持在跟踪功能内填写后续检查和用药情况，支持多种分析图来展现医院职业暴露的职工种类、年龄、工龄、受伤地点以及方式等信息。

30.5.13 系统设置

支持对医院感染相关基础数据设置，包括感染部位、易感因素、标本名称、病原体代码、药敏字典等。

30.6 数据交互

(1) 与住院医生工作站交互：获取患者基本信息、床位信息、手术信息、转科信息等。

(2) 与住院护士工作站交互：获取患者体征信息、新生儿体重信息等。

(3) 与临床检验信息系统交互：获取患者送检标本信息、检出病原体信息、药敏试验结果信息等。

(4) 与临床检查信息系统交互：获取患者检查报告、检查影像等。

(5) 与麻醉信息系统交互：获取患者手术信息、切口信息、手术用抗生素信息等。

(6) 与物资管理系统交互：获取消毒液、皂液领用数量等。

(7) 与病案管理系统交互：获取患者转归、切口愈合情况等。

30.7 相关说明

30.7.1 术语

(1) 医院感染监测(nosocomial infection surveillance)：长期、系统、连续地收集、分析医院感染在一定人群中的发生、分布及其影响因素，并将监测结果报送和反馈给有关部门和科室，为医院感染的预防、控制和管理提供科学依据。

(2) 全院综合性监测(hospital-wide surveillance)：连续不断地对所有临床科室的全部住院患者和医务人员进行医院感染及其有关危险因素的监测。

(3) 目标性监测(target surveillance)：针对高危人群、高发感染部位等开展的医院感染及其危险因素的监测，如ICU医院感染监测、NICU医院感染监测、手术部位感染监测、抗菌药物临床应用与细菌耐药性监测等。

(4) 多重耐药菌：主要是指对临床使用的三类或三类以上抗菌药物同时呈现耐药的细菌。

(5) 抗菌药物(antimicrobial agents)：具杀菌或抑菌活性、主要供全身应用(含口服、肌肉注射、静脉注射、静脉滴注等，部分也可以用于局部)的各种抗生素、磺胺类、咪唑类、尼立达唑类、喹诺酮类、呋喃类等化学药物。通常不包括抗寄生虫药物、抗病毒药物、抗结核药物和局部使用抗菌药物等。

(6) 现患率调查：现患率是指在一定时期内，处于一定危险人群中实际感染病例(包括以往发病至调查时尚未愈的旧病例)的百分率。

30.7.2 传染病例管理

参见“第8章 门诊医生工作站、第9章 住院医生工作站”相关内容。

第 31 章 抗菌药物管理系统

31.1 定义

抗菌药物管理系统是指用于各级各类医院，辅助医生和临床合理使用抗菌药物，有效控制细菌耐药性，保证医疗质量和医疗安全的计算机应用软件。

该系统一般包括抗菌药物处方权管理、抗菌药物围术期管理、抗菌药物联合用药管理、抗菌药物流程管理、查询统计等功能。

31.2 目标

(1) 严格执行抗菌药物分级管理制度，落实抗菌药物处方点评制度，保证抗菌药物合理应用。
(2) 便于各类管理部门对抗菌药物合理使用规则集中维护和管理。
(3) 方便完成抗菌药物的各种报表和统计查询工作。
(4) 与医院内的其他应用系统实现数据交互和信息共享。

31.3 流程图

31.3.1 功能示意图

抗菌药物管理系统功能见图 31.1。

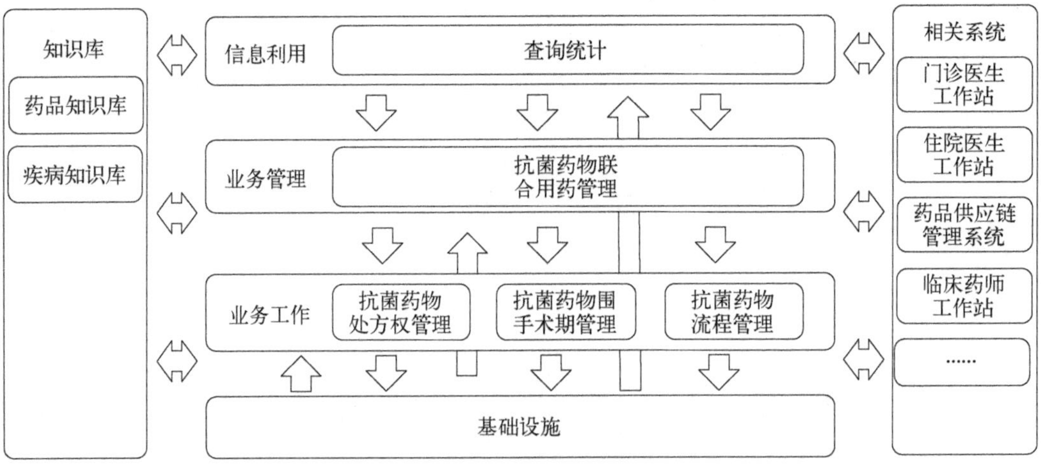

图 31.1 抗菌药物管理系统功能示意图

31.3.2 业务流程图

抗菌药物管理系统业务流程见图 31.2。

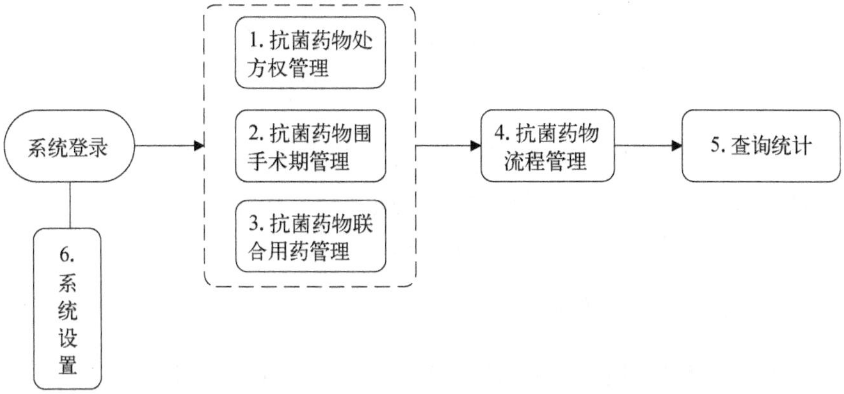

图 31.2　抗菌药物管理系统业务流程图

31.4　功能列表

抗菌药物管理系统功能模块见表 31.1。

表 31.1　抗菌药物管理系统功能模块一览表

序　　号	功　能　模　块
1	抗菌药物处方权管理
2	抗菌药物围术期管理
3	抗菌药物联合用药管理
4	抗菌药物流程管理
5	查询统计
6	系统设置

31.5　功能描述

31.5.1　抗菌药物处方权管理

(1) 支持医生使用抗菌药物权限、级别、用量的管理。

(2) 支持抗菌药物审批权的管理，包括联合使用审批权、三级管控审批权、处方规则审批权、围术期审批权、特殊用药审批权。

(3) 支持抗菌药物的三级管控，如对应一级抗菌药物权限的医生可开非限制级用药。

(4) 支持特殊使用级抗菌药物的使用及申请管理。

(5) 支持特殊使用级抗菌药物会诊申请管理。

(6) 支持抗菌药物越级申请审批管理。

31.5.2 抗菌药物围术期管理

（1）支持抗菌药物术前、术中和术后的预防性和治疗性用药使用管理，对手术切口与抗菌药物使用规则的管理。

（2）支持特殊情况下抗菌药物围手术规则外申请使用及相应的管理流程，支持申请用药的患者体征、检验结果等的信息采集。

31.5.3 抗菌药物联合用药管理

（1）支持多种抗菌药物联合使用的控制管理。

（2）支持多种抗菌药物联合使用管理流程。

31.5.4 抗菌药物流程管理

支持抗菌药物流程管理设置，允许在特定条件下授权越级使用。

31.5.5 查询统计

支持抗菌药物管理的各类统计分析。

（1）支持门急诊抗菌药物的使用统计分析，如门急诊抗菌药物使用率（按人次）、金额占总药物金额百分比等。

（2）支持住院抗菌药物的使用统计分析，如住院患者抗菌药物使用率统计、使用量和金额排名（按科室）（按抗菌药物）、联合应用比例统计等。

（3）支持出院患者抗菌药物使用统计分析，如出院患者抗菌药物使用强度查询统计、使用人均费用查询统计。

（4）支持特殊使用级抗菌药物使用量占抗菌药物使用量百分比统计分析。

（5）支持围术期抗菌药物使用统计分析，如Ⅰ类切口手术抗菌药物预防使用率统计、预防用药时间≤24小时比例、用药时间≤48小时比例、联合预防使用抗菌药物比例等。

（6）支持抗菌药物申请、审批情况查询。

31.5.6 系统设置

（1）支持统一的抗菌药物字典的设置，包括抗菌药物的清单、种类、级别、药物应用日处方协定剂量值（defined daily doses，DDD值）等。

（2）支持不同种类抗菌药物的使用规则设置，包括根据特殊抗菌药物、围术期抗菌药物等种类和使用场景制定相应的医嘱规则和联合用药规则。

（3）支持抗菌药物审批相关设置，包括审批流程、排班设置等信息。

31.6 数据交互

（1）与医生工作站交互：如权限管理、三级管控、围手术管理、联合用药管控等。

（2）与临床药师系统交互：如用药管理、处方规则等。

（3）与医疗质量管理系统交互：如抗菌药物统计、分析等。

(4) 与院内感染管理系统交互：如抗菌药物数据分析、管理等。

(5) 与药库管理系统交互：如药物分级管理、药物审核等。

31.7 相关说明

略。

第32章 危急值管理系统

32.1 定义

危急值管理系统是指用于各级各类医院辅助临床及医务管理部门工作人员实现危急值及时处理、实时监控、事后督察的计算机应用软件。

危急值管理系统是在检查、检验系统中，其检查、检验结果表明患者可能正处于有生命危险的边缘状态时，对危急值数据进行智能提醒并及时将检验、检查信息通知临床医生，提示临床医生迅速给予患者及时有效的干预措施或治疗，同时将危急值传报过程的相关数据进行记录与保存，以便进行追溯，有助于提高医疗安全。

该系统一般包括危急值发布、危急值通知、危急值处理及反馈、危急值干预及管理、查询统计等功能。

32.2 目标

(1) 便于临床医生对生命处于危险边缘状态的患者采取及时、有效地治疗，更好地为患者提供诊疗服务。

(2) 规范危急值报告制度，促进临床、医技科室之间的有效沟通与合作。

(3) 满足各类型医院对检查、检验危急值传报与管理的需求，方便提供各类分析统计报表。

(4) 与医院内的其他应用系统实现数据交互和信息共享。

32.3 流程图

32.3.1 功能示意图

危急值管理系统功能见图 32.1。

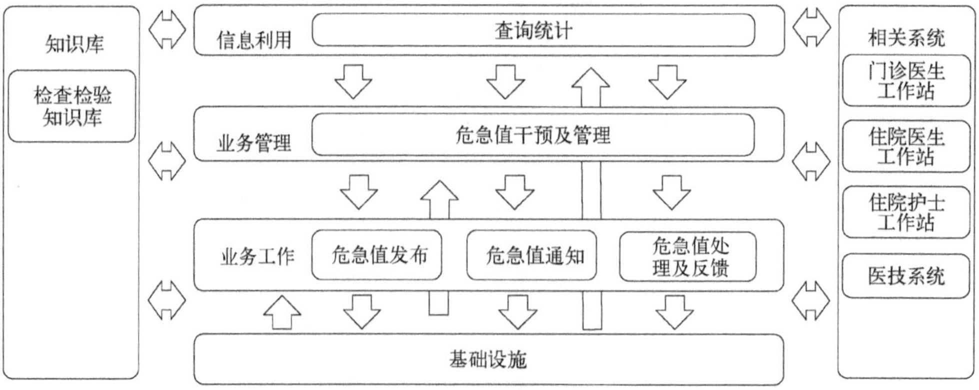

图 32.1 危急值管理系统功能示意图

32.3.2 业务流程图

危急值管理系统业务流程见图 32.2。

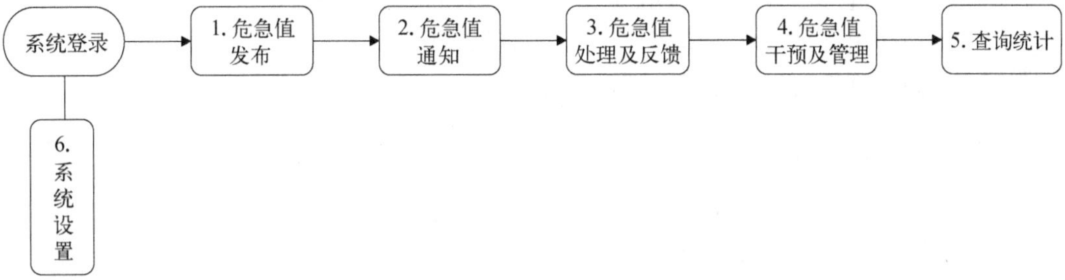

图 32.2 危急值管理系统业务流程图

32.4 功能列表

危急值管理系统功能模块见表 32.1。

表 32.1 危急值管理系统功能模块一览表

序　号	功　能　模　块
1	危急值发布
2	危急值通知
3	危急值处理及反馈
4	危急值干预及管理
5	查询统计
6	系统设置

32.5 功能描述

32.5.1 危急值发布

（1）支持检查检验科室对危急值进行人工标记和自动标记。

（2）支持检查检验科室将已标记的危急值发布至临床及相关管理部门。

32.5.2 危急值通知

（1）危急值发布至临床医生工作站或护士工作站时，系统通过声音、闪烁图标等多种方式自动提示。

（2）支持多途径的危急值告知，除本系统外还可包括短信、邮件、微信等。

32.5.3 危急值处理及反馈

（1）支持临床医生工作站或护士工作站接收和调取危急值信息。

（2）支持临床医生工作站或护士工作站对相应危急值的确认和处理信息的记录。

(3) 支持将临床医生或护士对危急值处理措施和结果反馈至检查检验科室。

32.5.4 危急值干预及管理

(1) 支持管理部门查看未在规定时间内处理的危急值事件。

(2) 支持对未处理的危急值事件,进行督查结果记录。

(3) 支持管理部门对危急值处理过程进行点评。

32.5.5 查询统计

(1) 支持检查检验科室对危急值患者及相关指标的统计。

(2) 支持管理部门对危急值处理时间、数量的统计。

(3) 支持管理部门对未及时处理的危急值事件的查询。

32.5.6 系统设置

(1) 支持对危急值项目进行设置。

(2) 支持对危急值的响应时间、处理时间、反馈时间进行设置。

(3) 支持对危急值的处理流程进行设置。

32.6 数据交互

(1) 与医生工作站交互:医生工作站接收检验、检查系统传递的危急值信息,接收检验危急值数据并直接插入到患者的电子病历中。危急值的处置信息(接收病区、接收人、接收时间、处理措施等)反馈给检查检验科室。

(2) 与护士工作站交互:护士工作站接收检验、检查系统传递的危急值信息。

(3) 与短信、微信等其他接口交互:系统自动将危急值信息发送到患者对应的主治医生或护士的移动设备上,及时提醒主治医生或护士对危急报告进行接收、处理、反馈。

32.7 相关说明

略。

第 33 章 病案管理系统

33.1 定义

病案管理系统是指用于各级各类医院协助病案管理部门工作人员完成病案管理、医疗统计等各项业务工作的计算机应用软件。

该系统一般包括病案首页录入、病案首页审核、病案借阅管理、统计数据管理、查询统计等功能。

33.2 目标

(1) 便捷辅助医院病案管理部门工作人员完成病案管理等各项业务工作。

(2) 方便完成病案管理部门的各种临床业务报表和统计工作。

(3) 与医院内的其他应用系统实现数据交互和信息共享。

33.3 流程图

33.3.1 功能示意图

病案管理系统功能见图 33.1。

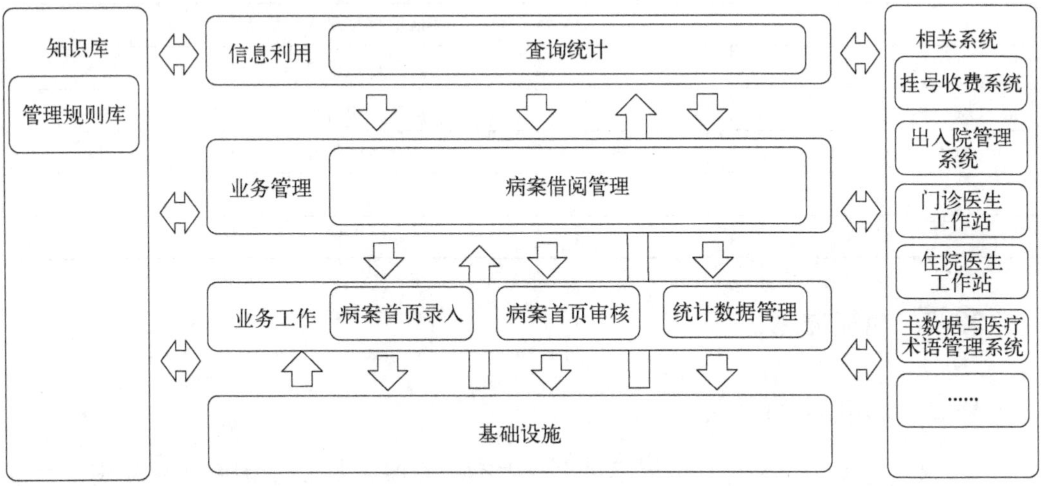

图 33.1 病案管理系统功能示意图

33.3.2 业务流程图

病案管理系统业务流程见图 33.2。

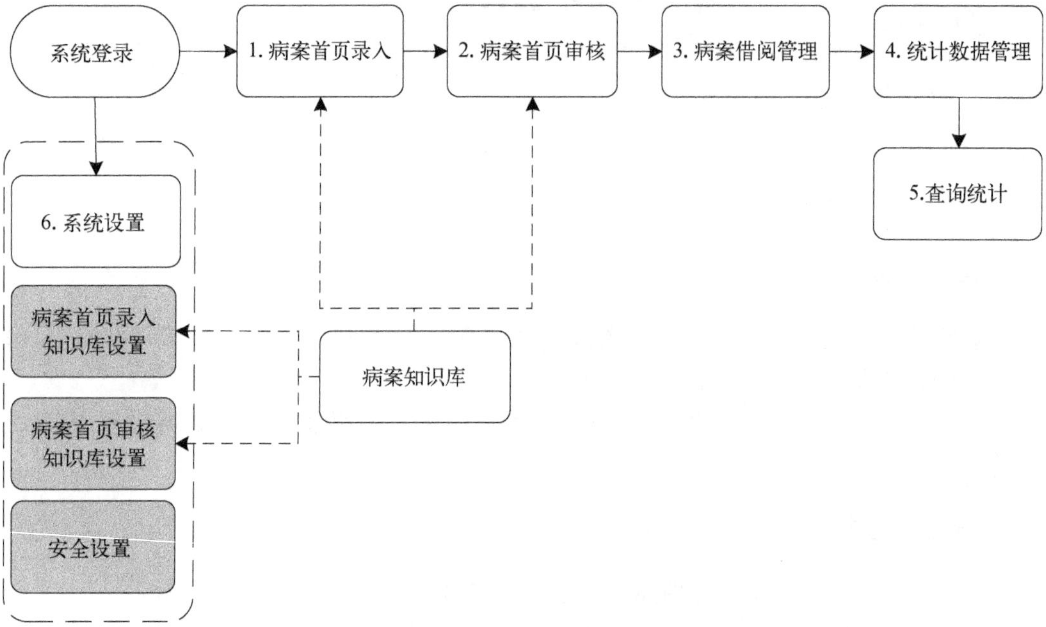

图 33.2 病案管理系统业务流程图

33.4 功能列表

病案管理系统功能模块见表 33.1。

表 33.1 病案管理系统功能模块一览表

序 号	功 能 模 块
1	病案首页录入
2	病案首页审核
3	病案借阅管理
4	统计数据管理
5	查询统计
6	系统设置

33.5 功能描述

33.5.1 病案首页录入

(1) 支持国家卫生和计划生育委员会及中医药管理局发布的西医、中医病案首页标准样式录入。

(2) 支持首页数据输入和导出，数据导入包括分院数据导入(数据整合)和业务系统数据导入(数据抽取)。

(3) 支持输入过程根据逻辑关系进行判断，包括非空、数据方面的校验。

(4) 支持实时导入数据验证，对外部导入数据进行实时验证。

33.5.2 病案首页审核

(1) 支持设置自动审核规则，对病案首页自动校验，并提供人工经验审核，如医师书写病案首页不完整，保存时，提示门诊诊断不允许为空、质控日期应在入院日期与出院日期之间、身份证号上的出生日期与首页输入的出生日期不一致、有麻醉方式则麻醉医生不允许为空等。

(2) 支持批量审核和单条审核，对审核结果能够给予主动提示，可快速定位审核未通过的病案进行修改。

33.5.3 病案借阅管理

(1) 支持借阅登记，借阅登记可通过病案号录入和条码扫描进行新增、续借、批量借阅。

(2) 支持归还登记，对即将到期的借阅记录进行提醒。

(3) 对于电子病案的借阅归还提供条码自动化管理。

(4) 支持借阅查询，查询病案借阅情况，可以按借阅状态进行分类查询(所有、已借、未还等)。

33.5.4 统计数据管理

(1) 支持按照数据类型、统计日期范围、科室进行统计数据查询。

(2) 支持将录入完成的数据进行统计数据生成，生成过程中支持病案审核情况、病案完整性等验证。

(3) 支持按照国家卫生和计划生育委员会、上海市卫生和计划生育委员会等上级部门的要求提供各类卫生统计报表。

(4) 支持按照季度、年度、日期区间、医院代码等生成统计报表数据，支持报表结果导出 Excel、DBF 格式数据。

33.5.5 查询统计

(1) 支持首页数据简单查询和首页数据综合查询，查询条件与结果可自定义，并将自定义查询条件与结果另存为模板。

(2) 支持通过设置日期和科室等条件查询，并对符合条件的病案进行查看及核对病案数。

(3) 支持首页数据的统计(对列进行合计、统计或定义计算公式)。

(4) 支持查询、统计结果另存为 Excel、DBF 等格式。

(5) 提供集成病案统计报表，支持按需定制，可按照 Excel、DBF 等多种形式输出。

(6) 支持按照时间区间将患者信息集中导出。

33.5.6 系统设置

(1) 支持基础字典设置、手术诊断等字典设置。

(2) 支持病案首页审核规则的新增、修改、停止及启用。

(3) 支持借阅时间、预警天数、借阅数量等规则的设置。

33.6 数据交互

(1) 与主数据管理系统交互：支持引用各类主数据管理中的数据，如诊断、手术、科室、病区等数据。

(2) 与出入院管理系统交互：支持患者基本信息自动从出入院管理系统导入。

(3) 与医生工作站交互：支持患者医疗信息自动从医生工作站导入，并为住院医生工作站、门诊医生工作站提供患者病案首页信息。

(4) 与院感管理系统交互：为院感管理系统等提供患者病案首页信息。

33.7 相关说明

本系统暂不包含病案翻拍、病案示踪、病案归档等功能。

第 34 章　绩效管理系统

34.1　定义

绩效管理系统是指用于各级各类医院辅助绩效办或者经管工作人员完成对各临床、护理、医技、行政单元等绩效考核工作的计算机应用软件。

该系统一般包括方案制定、数据采集、绩效发放、查询统计等功能。

34.2　目标

(1) 便捷辅助绩效工作人员完成医院绩效考核数据的收集、计算、分析等工作。

(2) 实现及时业务监管,平衡各项业务发展。

(3) 支持对机构内部科室人员进行基于全面预算的精细化管理。

(4) 方便完成绩效办的各种报表及统计工作。

(5) 与医院内的其他应用系统实现数据交互和信息共享。

34.3　流程图

34.3.1　功能示意图

绩效管理系统功能见图 34.1。

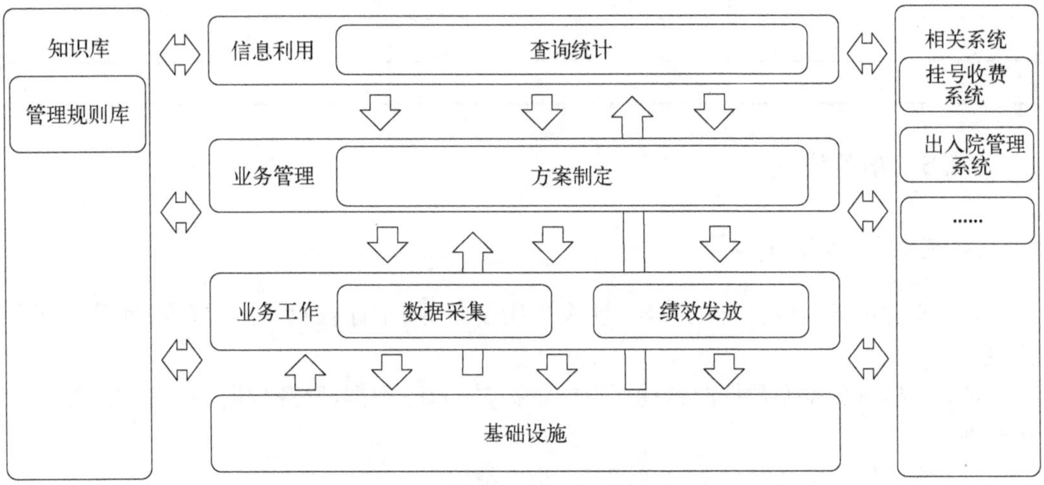

图 34.1　绩效管理系统功能示意图

34.3.2 业务流程图

绩效管理系统业务流程见图 34.2。

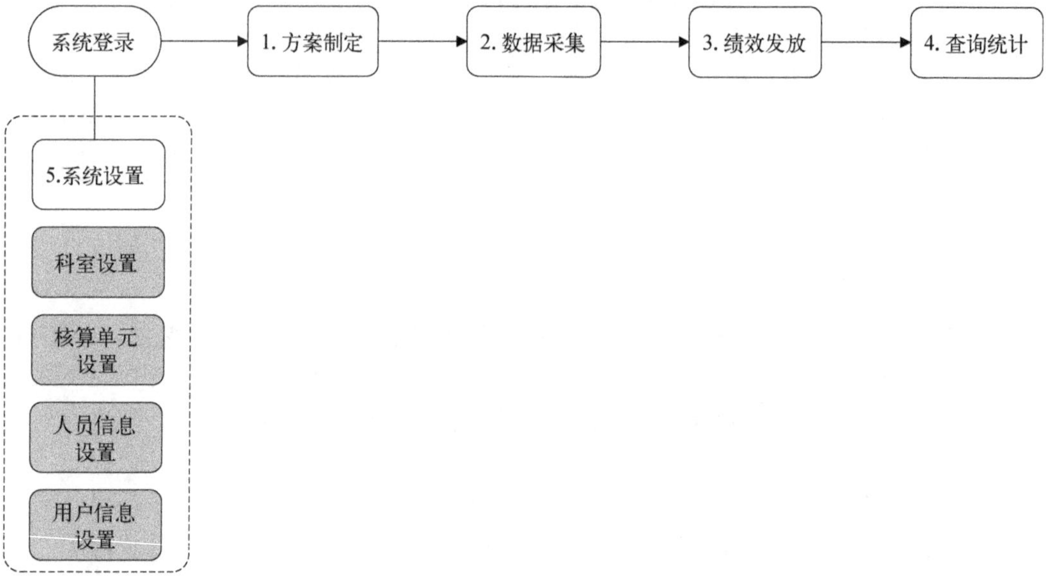

图 34.2 绩效管理系统业务流程图

34.4 功能列表

绩效管理系统功能模块见表 34.1。

表 34.1 绩效管理系统功能模块一览表

序号	功能模块
1	方案制定
2	数据管理
3	查询统计
4	系统设置

34.5 功能描述

34.5.1 方案制定

(1) 支持考核绩效指标的编辑,如设置维度指标、指标权重、计算权重、计算方案等内容。

(2) 支持量化类型数据的自动抓取或维护,如 HIS 数据、财务数据、人员数据、物资领用数据等。

(3) 支持按指标计算科室、核算单元、个人绩效。

(4) 支持特定个人绩效统计,如专家门诊、特需门诊等。

(5) 支持对绩效考核的方案信息进行维护，提供方案基本属性的新建、编辑和删除等功能。

34.5.2 数据采集

(1) 支持通过接口采集、手工录入等方式获得绩效数据。
(2) 支持自定义采集数据项。

34.5.3 绩效发放

(1) 支持绩效数据多级审核、发布。
(2) 支持绩效数据调整。

34.5.4 查询统计

(1) 支持绩效指标查询，如业务量、床位效率、医疗费用、费用控制等，并自动显示环比和同比情况。
(2) 支持多指标静态展现，按要求格式自动生成各类报表。
(3) 支持多指标、多单元动态展现，以图形展现同一科室各类数据，并能实现数据挖掘功能。
(4) 支持综合查询，按科室类别、时间段、数据类别等不同方式进行组合查询。

34.5.5 系统设置

(1) 科室类别维护，包括临床、行政后勤等。
(2) 支持核算单元维护，多个核算单元对应到科室。

34.6 数据交互

(1) 与主数据与医疗术语管理系统交互：如员工的自然信息、学历、职称、职务、在岗记录等一些与人员考核相关的基础信息，科室信息如科室名称、类别、人员、核定床位数等详细信息。
(2) 与挂号收费系统交互：如收入、药占比等。
(3) 与出入院管理系统交互：如收入、药占比等。
(4) 与医技管理系统交互：如医技工作量等。
(5) 与手术麻醉系统交互：如工作量等。
(6) 与预算系统交互：如预算执行率等。
(7) 与成本核算系统交互：如成本收益率等。
(8) 与物流固定资产系统交互：如二级库科室消耗量等。
(9) 与财务系统交互：如资产运营类指标、流动资产周转率等。

34.7 相关说明

略。

第 35 章 药品供应链管理系统

35.1 定义

药品供应链管理系统是指用于各级各类医院辅助药品采购部门工作人员完成各类药品采购业务及药品供应链管理的计算机应用软件。

该系统一般包括采购计划、采购订单、到货验收、药房配货、退货管理、付款管理、统计查询等功能。

35.2 目标

(1) 便捷辅助药品采购工作人员完成药品采购业务及药品供应链管理工作。

(2) 合理配置资源、降低医院运营成本。

(3) 方便完成采购部门的各种报表和统计工作。

(4) 实现院内院外信息互联互通、协同高效。

35.3 流程图

35.3.1 功能示意图

药品供应链管理系统功能见图 35.1。

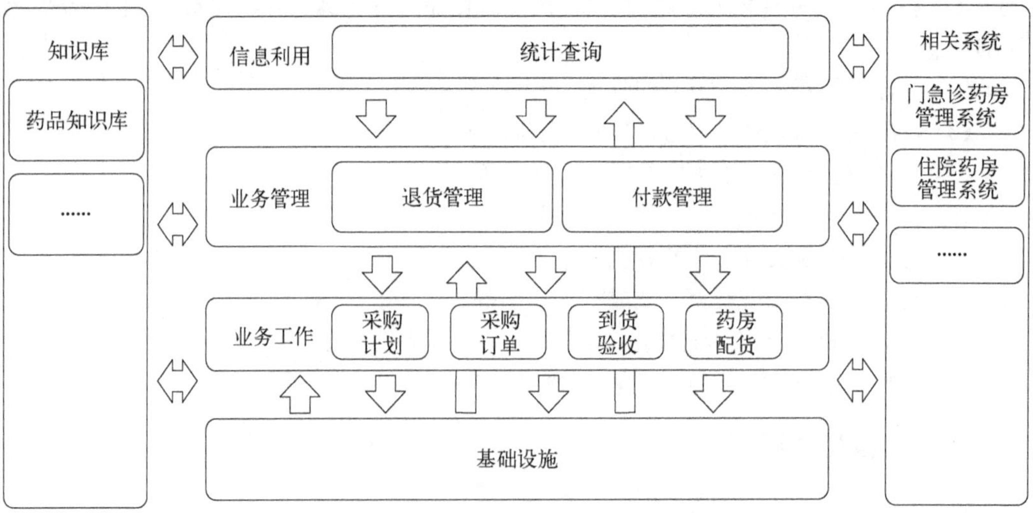

图 35.1 药品供应链管理系统功能示意图

35.3.2 业务流程图

药品供应链管理系统业务流程见图 35.2。

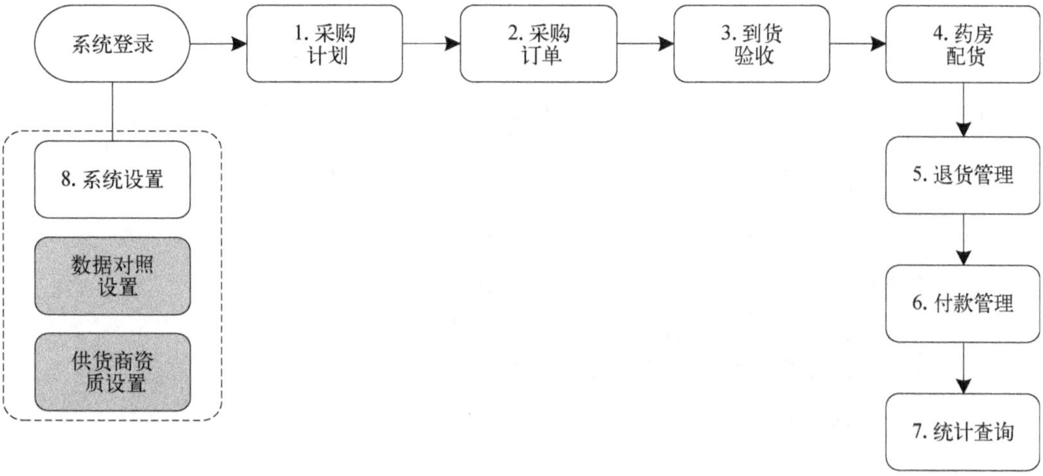

图 35.2 药品供应链管理系统业务流程图

35.4 功能列表

药品供应链管理系统功能模块见表 35.1。

表 35.1 药品供应链管理系统功能模块一览表

序 号	功 能 模 块
1	采购计划
2	采购订单
3	到货验收
4	药房配货
5	退货管理
6	付款管理
7	统计查询
8	系统设置

35.5 功能描述

35.5.1 采购计划

(1) 支持按药房消耗统计、库存上下限等方式生成药房采购计划。

(2) 支持药房采购计划审批流程自定义。

（3）支持审批过程中修改采购品种与采购数量。
（4）采购计划明细禁止看到供货商信息。

35.5.2　采购订单

（1）支持参照已审批采购计划生成订单。
（2）支持按配送地点合并生成订单。
（3）支持订单特殊要求标记，如最迟到货时间，缺货品种告知等。

35.5.3　到货验收

（1）支持按送货单物流码和药品电子监管码进行验收。
（2）支持验收时验证供应商及生产厂家资质。
（3）支持验收时验货时间、地点、验收员的记录。
（4）支持到货验收单按配送地点验收入库。
（5）支持验收后即入库。

35.5.4　药房配货

（1）支持药库按采购计划配货到药房。
（2）支持药房按送货单验收后做直销入库处理。
（3）支持药房配货接收后即入库处理。

35.5.5　退货管理

（1）支持药库自建或参照送货单生成退货单。
（2）支持药库退货接收后即更新库存。

35.5.6　付款管理

（1）支持按验收单汇总生成付款凭证。
（2）支持按单张入库验收单拆分付款处理。
（3）支持应付款对账。

35.5.7　统计查询

（1）支持订单跟踪状态查询。
（2）支持付款进度查询。
（3）支持供应商往来交易查询。

35.5.8　系统设置

（1）支持供货商资质管理设置。
（2）支持配送位置设置。
（3）支持审批流程设置。

35.6 数据交互

(1) 与药库管理系统交互：获取药品消耗量信息如药品名称、药品数量等；返回药品管理系统配送单信息如配送单号、配送条码号、配送药品名称、数量等。

(2) 与药品采购平台交互：提供订单、配送、验收、退货业务的数据对接，如订单物品名称、订单数量，配送单的配送物品规格名称、配送数量，验收单的物品验收结果等。

35.7 相关说明

药品采购平台与院内信息交互需要外网支持。

第 36 章　客户关系管理系统

36.1　定义

客户关系管理系统是指用于各级各类医院患者服务部门协助工作人员完成患者管理、提供预约、回访、满意度等医院综合服务的计算机应用软件。

该系统一般包括基本信息管理、预约管理、回访管理、满意度管理、任务计划管理、查询统计等功能。

36.2　目标

（1）便捷辅助患者服务部门工作人员完成患者管理、服务等各项工作。

（2）加强便民惠民服务，提高患者满意度。

（3）方便完成患者服务部门的各种业务报表和统计查询工作。

（4）与医院内的其他应用系统实现数据交互和信息共享。

36.3　流程图

36.3.1　功能示意图

客户关系管理系统功能见图 36.1。

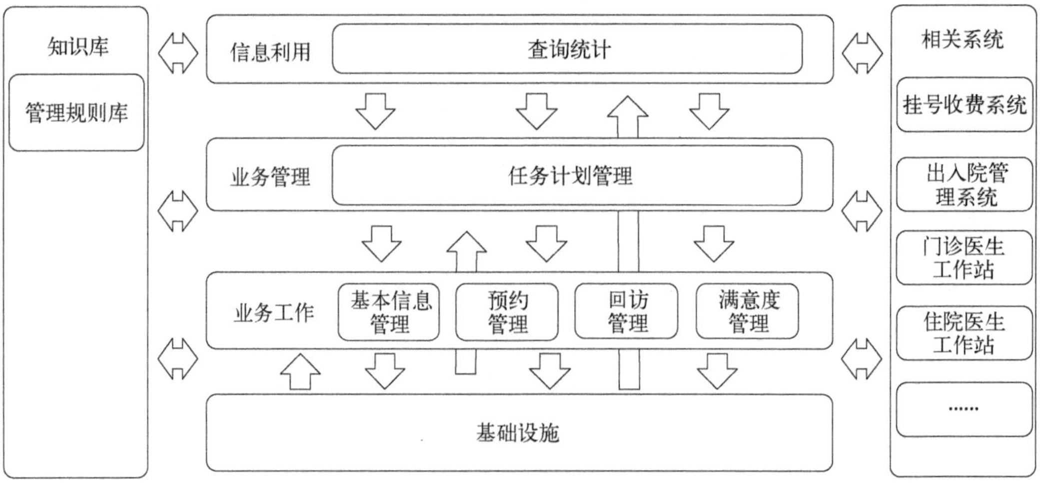

图 36.1　客户关系管理系统功能示意图

36.3.2 业务流程图

客户关系管理系统业务流程见图 36.2。

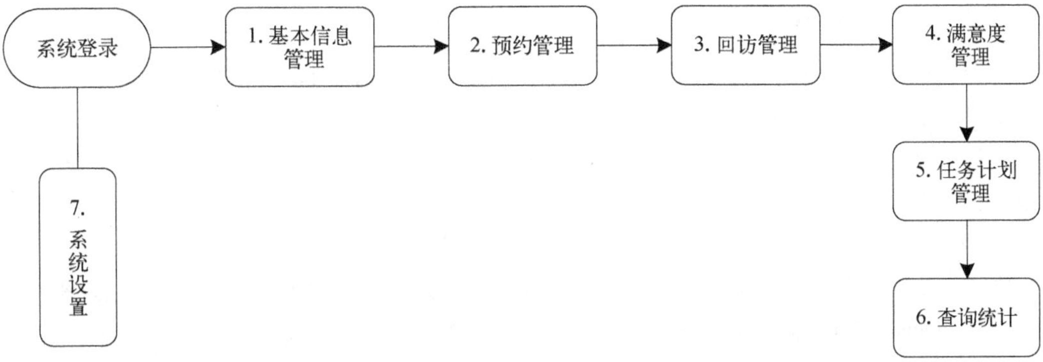

图 36.2 客户关系管理系统业务流程图

36.4 功能列表

客户关系管理系统功能模块见表 36.1。

表 36.1 客户关系管理系统功能模块一览表

序号	功能模块
1	基本信息管理
2	预约管理
3	回访管理
4	满意度管理
5	任务计划管理
6	查询统计
7	系统设置

36.5 功能描述

36.5.1 基本信息管理

(1) 支持录入患者资料，如姓名、电话、年龄、性别、地址、来诊渠道等。

(2) 支持调用其他系统的患者基本信息以供后续操作。

(3) 支持录入患者基本信息时，根据患者反馈的症状提供初步的咨询服务，并在系统中进行记录，供之后诊疗参考使用。

(4) 支持标志患者的状态，如患者来院前标志预约状态，来院后自动标志就诊状态。

36.5.2 预约管理

(1) 支持系统中处理患者咨询的各类预约信息，如挂号预约、检查预约等，并根据患者的预约意向,对预约状态进行标志。

(2) 支持维护预约资源,如挂号资源、检查资源等。

(3) 支持针对患者预约到诊情况,进行预约转化率、到诊率等医院管理数据分析。

36.5.3 回访管理

(1) 提供多种回访对象生成模式,支持从患者管理系统中选择回访对象,或通过外部导入的方式生成回访对象。

(2) 支持设置回访模板,根据患者疾病类型,服务类型等生成不同的模板。供操作员进行回访信息采集。

(3) 支持根据患者类型,将回访信息通过短信或信息平台自动发送给患者。

(4) 支持根据医院要求生成回访任务、复诊提醒等流程性任务。工作人员根据回访任务进行回访工作,事后统计任务完成情况,并给绩效提供数据支持。

36.5.4 满意度管理

(1) 提供多种患者满意度评价入口,如自助设备、窗口评价器、手机 APP、回访管理等。

(2) 支持系统分析总结出患者在诊疗过程中进行的满意度评价结果,作为科室、人员考核的基本依据。

36.5.5 任务计划管理

(1) 根据相关要求设置回访任务计划。

(2) 支持检查各项任务的执行情况并进行提示。

36.5.6 查询统计

(1) 支持根据患者来源、消费情况等不同信息组合成不同的统计条件,例如,病患所在区域、消费情况、诊断、年龄、来源转化率等。

(2) 支持根据患者在医院中的消费信息、检查信息、诊断信息等生成各种统计报表。

(3) 支持根据不同患者类型、服务类型生成回访所需要统计的各种报表,例如,回访人数、回访方式、来源转化率等。

(4) 提供根据操作员在患者管理系统中的各环节工作数据信息,生成医院绩效管理需要的各种统计考核报表。

36.5.7 系统设置

(1) 支持各类基础信息的设置,如科室信息、职工信息、职工权限信息等。

(2) 支持回访模板基础设置,如回访疾病类型,回访服务类型等。

36.6 数据交互

(1) 与门诊挂号收费系统及出入院系统交互:获得患者的基础信息供客服人员与患者联络使用。

(2) 与门诊医生工作站及住院医生工作站交互：获得患者在院的各类临床诊疗信息供客服人员回访使用。

(3) 与门诊预约系统及医技预约系统交互：获取各系统的各类资源数据，供客服人员提供患者预约服务。

36.7 相关说明

略。

附录 医院信息系统功能规范研究报告

1 概述

1.1 研究背景

1.1.1 医改对医院信息化的要求

从2009年，在《中共中央国务院关于深化医药卫生体制改革的意见》中提出了要大力推进医药卫生信息化，加快医疗卫生信息系统建设，以推进公共卫生、医疗、医保、药品、财务监管信息化建设为着力点，整合资源，加强信息标准化和公共服务信息平台建设，逐步实现统一高效、互联互通。

最新发布的"十三五规划"及《全国医疗卫生服务体系规划纲要(2015—2020年)》中，进一步提出了推进健康中国建设，信息资源配置。在各类新医改举措中，无论是建立防治结合的信息共享与互联互通等协作机制，还是上下联动的分级诊疗模式、多元化医疗机构协同发展，信息化建设都是不可或缺的支撑与保障，信息化建设工作已经成为各级各类医院的"中枢神经系统"。

1.1.2 国内外医院信息化发展趋势

从中国医院信息化建设的外部发展来看，云计算、移动互联网、物联网、大数据和社交网络几大新技术迅速发展，新兴技术正在重塑传统的服务模式和管理模式，无论在深度还是广度上，对医疗行业都带来了革命性的影响。为了让更多的医生、护士和管理者更深刻地感受到信息技术的能力，对医院的信息化提出了更高的要求，迫切希望信息系统对核心临床诊疗和科研业务提供更加强大的支持；在医患之间通过信息技术架起沟通的桥梁，建立互信关系；建立支撑精细化管理决策体系，提供管理决策依据。

从中国医院信息化建设的内部环境来看，短短数十几年中，数字化医院建设取得了长足进展。HIS、LIS、RIS、PACS、结构化电子病历、临床路径、手术麻醉和重症监护等，覆盖了管理、临床和后勤等各种基层业务，基本实现了业务流电子化，提升了医生、护士和一线工作人员的工作效率。随着医院信息化建设深入，对信息系统集成化、智能化提出了更高要求，现有的信息系统在信息交换、流程闭环、决策支持等诸多方面的力不从心，需要对传统信息化建设思路和模式，进行重新思考。

1.1.3 课题研究的必要性

上海乃至全国医院信息化建设经历了30余年的历程，从早期的单机版应用、以收费及医保结算为核心的局域网医院管理信息系统；逐步发展到以患者为中心、电子病历为核心的临床信息系统；直到今天发展成需要整合医院医、教、研、人、财、物信息的整体数字化医院，并且与市、区二级卫生信息平台实现互联互通的区域医疗。此足以说明，医院信息化建设任务的重要性及艰巨性。

在医院信息化发展过程中，医疗各条线业务系统的建立和使用在各业务领域发挥了重要的作用，但是独立和分散的建设又形成了众多"信息孤岛"和"信息烟囱"，数据和信息分散在各个信息系统中难以综合利用，必然对信息服务效率和效果产生影响。特别是由于缺乏信息整合机制，还可能导致造成数出多门、相互矛盾的现象发生，无法满足卫生管理和科学决策的需求。

上海曾于2000年统一制定、颁布了《上海市医院信息系统功能规范》；卫生部也于2002年颁布了《医院信息系统软件基本功能规范》，一直被执行应用至今。随着信息技术的不断更新和政府对医改的推动及医院自身的不断发展，新的业务需求、管理需求大量涌现，重新研究制定符合新形势环境要求的医院信息系统功能规范已成必需。

1.2 研究目的

通过制定适合当前医院信息化发展的医院信息系统基本功能规范，指导规范医院信息系统建设，为卫生行政管理部门对医院信息化建设提供审核依据，为医院制定信息化战略规划、实施信息系统建设提供参考依据。

1.3 研究依据

下列标准与规范是本标准业务服务参照研究依据。

(1) 中华人民共和国卫生部. 卫生部关于印发《医院信息系统基本功能规范》的通知. 2002。

(2) 中华人民共和国国务院. 中共中央、国务院关于深化医药卫生体制改革意见. 2009。

(3) 中华人民共和国国务院. 国务院关于印发医药卫生体制改革近期重点实施方案(2009—2011年)的通知. 2009。

(4) 中华人民共和国卫生部，国家中医药管理局. 卫生部、国家中医药管理局关于印发《电子病历基本架构与数据标准(试行)》的通知. 2009。

(5) 中华人民共和国卫生部. 卫生部关于印发《电子病历基本规范(试行)》的通知. 2010。

(6) 上海市卫生局. 关于转发《国家中医药管理局关于印发〈中医电子病历基本规范(试行)〉的通知》的通知. 2010。

(7) 中华人民共和国卫生部. 卫生部关于印发《卫生系统电子认证服务管理办法(试行)》的通知. 2010。

(8) 中华人民共和国卫生部. 卫生部关于印发《电子病历系统功能应用水平分级评价

方法及标准(试行)》的通知. 2011。

(9) 中华人民共和国卫生和计划生育委员会. 全国医疗卫生服务体系规划纲要(2015—2020年). 2015。

(10) 中华人民共和国财政部. 关于印发《医院会计制度》的通知. 2010。

(11) 中华人民共和国财政部. 关于印发《医院财务制度》的通知. 2010。

(12) 中华人民共和国卫生和计划生育委员会,国家中医药管理局. 关于印发《医疗机构病历管理规定(2013年版)》的通知. 2013。

下列标准与规范是本标准信息系统建设和集成参照研究依据:

(1) 中华人民共和国卫生部. 中国医院信息基本数据集标准(1.0版). 2006。

(2) 中国疾病预防控制中心. 中国公共卫生信息分类与基本数据集(1.0版). 2008。

(3) ACC HIMSS,RSNA. 医疗健康信息集成规范. 梁铭会,俞汝龙主译. 北京:北京大学医学出版社,2008.

下列标准与规范是本标准安全规范参照研究依据。

(1) 中华人民共和国国家质量监督检验检疫总局,中国国家标准化管理委员会. 信息系统灾难恢复规范(GB/T 20988—2007). 2007。

(2) 中华人民共和国国家质量监督检验检疫总局,中国国家标准化管理委员会. 信息安全技术 服务器安全技术要求(GB/T 21028—2007). 2007。

(3) 中华人民共和国国家质量监督检验检疫总局,中国国家标准化管理委员会. 信息安全技术 服务器安全评测要求(GB/T 25063—2010). 2010。

1.4 研究内容

1.4.1 完成上海市医院信息化建设现状的调研与需求分析

利用前期相关课题调研数据,在进一步补充调研材料基础上,归纳总结各级各类医院信息化应用需求与建设内容。

1.4.2 确定新形势下医院信息系统应用软件分类框架及规范描述要求

在分析原来颁布的《医院信息系统基本功能规范》基础上,从用户需求的角度出发,确定新一轮医院信息系统软件归类原则、总体框架和功能规范描述要求。

1.4.3 制定符合新形势需求的医院信息系统功能规范

根据新医改形势下对医院信息化建设要求,通过对上海市各级医院的调研,收集资料,按照现有的管理体系和软件项目建设规范,明确新一轮医院信息系统的建设内容和建设要求,为继续推进医院信息系统标准化建设奠定基础。

1.4.4 建设医院信息化产品质量衡量标准

医院信息系统软件开发商和第三方软件测评机构可以把本规范作为软件产品验收或应用水平的测评依据,以便对检测产品提出客观、合理、公平的评价。

1.5 研究方法

1.5.1 文献检索

通过文献研究，了解了近两年国内外医院信息标准化建设的新进展与新成果，为本次功能规范的修订提供了基本参照。同时对 2009 年以来，我国医疗卫生服务领域颁布的各类服务规范、医疗卫生信息标准，以及国家或部门发布的医疗卫生政策法规、各级各类医疗机构的科室管理制度及规程汇总成为第一手文献资料，从而全面地、正确地了解掌握本次研究对象。通过文献研究法能了解有关功能规范的历史、现状和发展趋势，并有助于总结研究问题的经验与教训。

1.5.2 现场调研

分别在上海市的三甲医院选择交由代表性的医院进行实地调研，如瑞金医院、仁济医院、上海东方医院、上海公利医院等，调研内容主要包括医院信息化建设开展情况，业务系统的功能上存在问题以及原有信息系统的建设与实施情况、后续计划建设的项目及业务功能内容等。通过这些实地调研，实现了对业务过程的全面、充分的了解。

1.5.3 意见征集与研讨

意见的征集与研讨是一个反复的过程，并可在不同的过程，采用不同的形式进行，这些形式或方法主要包括专家调查法、会议讨论法、要点记录法等。

专家调查法：类似德尔菲法(Delphi method)，通过采用邮件分别将所需评审的功能规范单独发送到各专家的邮箱中，采用统一格式的征求意见表进行意见征询，然后回收汇总全部专家的意见并整理出综合意见。随后将该综合意见再分别反馈给专家，再次征询意见，专家依据综合意见再修改原有意见，然后再汇总。如此反复多次，逐步取得较为一致的结果的编制方法。

会议讨论法：通过召开专家审稿忽悠，针对规范的初稿展开多次讨论，与会专家依据各自的专长和经验提出各自的观点、修改意见，编研小组依据会议内容进行综合、修改。

要点记录法：针对功能规范架构、功能要点和难点分列专题，通过记录与行业领域内资深专家的意见，进行归纳、分析与判断，决定采纳、部分采纳或不采纳来提升规范制定的质量。

1.5.4 技术路线

主要技术路线如图 1 所示。

1.6 成果概述

(1) 研究报告：《关于医院信息系统功能规范的研究报告》。

(2) 发表文章：《探讨新形势下的医院信息系统功能规范》。

(3) 出版工具书：《医院信息系统功能规范》。

1.7 参考资料

(1) 上海市卫生局. 上海市综合医院评审标准实施细则(二级、三级). 2010。

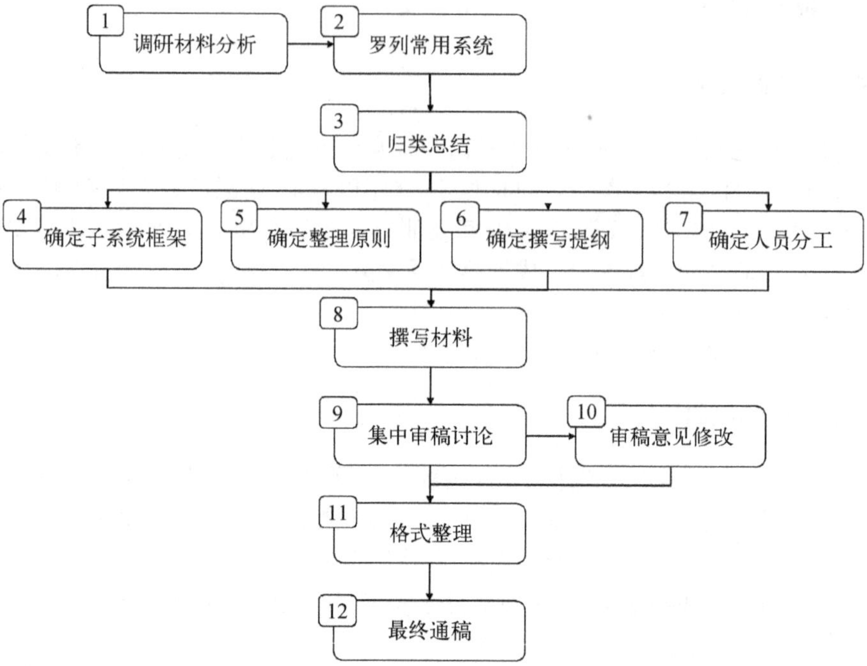

图1　技术路线图

(2) 中华人民共和国卫生部. 医院处方点评管理规范(试行). 2010。

(3) 中华人民共和国卫生部. 处方管理办法. 2006。

(4) 中华人民共和国卫生部. 医疗机构临床用血管理办法. 2012。

(5) 中华人民共和国卫生部. 临床路径管理指导原则(试行). 2009。

(6) 中华人民共和国卫生部医政司. 临床护理实践指南. 2011。

(7) 中华人民共和国卫生部. 国家基本公共卫生服务规范. 2011。

(8) 国际标准化组织 TC－212 技术委员. ISO15189—医学实验室认证(2003). 2003。

(9) 中华人民共和国卫生部. 处方管理办法. 2008。

(10) 中华人民共和国国务院. 护士条例. 2008。

(11) 中华人民共和国卫生部. 健康体检管理暂行规定. 2009。

(12) 中华人民共和国国务院. 关于深化医药卫生体制改革的意见. 2009。

(13) 中华人民共和国国务院. 中共中央国务院关于深化医药卫生体制改革的意见. 2009。

(14) 中华人民共和国国务院. 关于公立医院改革试点的指导意见. 2010。

(15) 中华人民共和国卫生部. 健康中国 2020 战略研究报告. 2012。

(16) 中华人民共和国人民代表大会常务委员会. 中华人民共和国执业医师法. 1999。

(17) 中华人民共和国国务院. 医疗机构管理条例. 1994。

(18) 中华人民共和国国务院. 麻醉药品和精神药品管理条例. 2005。

(19) 中华人民共和国卫生部. 医疗机构麻醉药品、第一类精神药品管理规定. 2005。

(20) 中华人民共和国卫生部. 临床输血技术规范. 2000。

(21) 中华人民共和国卫生部. 医院感染管理办法. 2006。

(22) 中华人民共和国卫生部. 医院感染监测规范. 2009。

(23) 中华人民共和国卫生部. 医院管理评价指南. 2008。

(24) 中华人民共和国卫生部. 抗菌药物临床应用管理办法. 2012。

(25) 中华人民共和国卫生和计划生育委员会. 抗菌药物临床应用指导原则(2015年版). 2015。

(26) 中国医院协会. 2007年患者安全目标. 2006。

(27) 中华人民共和国卫生部. 关于修订住院病案首页的通知. 2011。

(28) 中华人民共和国卫生部. 关于修订中医住院病案首页的通知. 2011。

(29) 中华人民共和国卫生部. 电子病历系统功能应用水平分级评价方法及标准(试行). 2011。

(30) 中华人民共和国卫生部. 医院信息管理系统基本功能规范. 2002。

(31) 中华人民共和国卫生部. 电子病历系统功能应用水平分级评价方法及标准. 2011。

(32) 中华人民共和国卫生部. 电子病历系统功能规范(试行). 2010。

(33) 中华人民共和国卫生部. 基于电子病历的医院信息平台建设技术解决方案(V1. 0). 2011。

(34) 中华人民共和国全国人民代表大会常务委员会. 中华人民共和国电子签名法. 2015。

(35) 中华人民共和国国家中医药管理局. 中医医院信息系统基本功能规范. 2011。

(36) 上海市卫生局. 上海市电子病历应用功能规范实施细则. 2011。

(37) 中华人民共和国卫生部. 医院信息系统基本功能规范. 2002。

(38) 中华人民共和国卫生部. 医院信息系统基本功能规范. 2002。

(39) National Electrical Manufacturers Association. Digital Imaging and Communications in Medicine (DICOM). 2004。

(40) 医疗信息系统集成(IHE). IHE IT Infrastructure Technical Framework Supplement. 2009。

(41) 上海市医疗保险信息中心. 上海市医疗保险费用结算审核计算机管理系统. 2010。

(42) 中华人民共和国卫生部. 国家卫生统计信息网络直报管理规定(试行). 2008。

(43) 中华人民共和国公安部公共信息网络安全监察局. 信息安全等级保护. 2004。

(44) 秦永方. 现代医院精细化运营绩效管理实务. 北京：中国经济出版社，2014。

(45) 唐维新，易利华. 现代医院绩效与薪酬管理. 北京：人民卫生出版社，2006。

(46) 涂建萍. 医院管理制度. 北京：化学工业出版社，2005。

(47) 抗菌药物临床合理应用指南. 北京：化学工业出版社，2008。

(48) 陈金雄，王海林. 迈向智能医疗——重构数字化医院理论体系. 北京：电子工业出版社，2014。

(49) 李包罗，傅征. 医院管理学——信息管理分册. 第2版. 北京：人民卫生出版社，2011。

2 上海医院信息化建设现状

2.1 上海医院信息化建设现状

随着信息技术的发展及医院运行机制的转变，医院信息系统已成为现代化医院必不可少的重要技术支撑。

上海乃至全国医院信息化建设经历了30余年的历程，从早期的单机版应用、以收费及医保结算为核心的局域网医院管理信息系统，逐步发展到以患者为中心、电子病历为核心的临床信息系统，直到今天发展成需要整合医院医、教、研、人、财、物信息的整体数字化医院，并且通过与市、区二级卫生信息平台实现互联互通的区域医疗。此足以说明，医院信息化建设任重而道远。

上海的医院信息化发展阶段性特征明显，不同阶段系统建设分别侧重于三个方面，即医院管理信息系统、医院临床信息系统、区域医疗信息系统。目前，上海市600多家医院均已完成了医院基本管理信息系统的建设，并全面与医疗保险系统实时连接交互；二级以上医院逐步建立起临床信息系统，电子病历应用良好；医院应用系统建设已覆盖全部基础业务及主要管理流程，应用效果在便民惠民、流程优化、质量管理方面作用明显；医院信息安全意识和措施有明显提升，至2015年年底，上海三级医疗机构85%已通过信息安全三级等保测评；近几年，医院信息系统的开发和应用正在向纵深发展，从单纯的业务应用转向涵盖业务应用、统计分析、管理控制为一体的综合应用发展。

上海曾于2000年统一制定、颁布了《上海市医院信息系统功能规范》；卫生部也于2002年颁布了《医院信息系统软件基本功能规范》，一直被执行应用至今。随着信息技术的不断更新和政府对医改的推动及医院自身的不断发展，新的业务需求、管理需求大量涌现，重新研究制定符合新形势环境要求的医院信息系统功能规范已成必需。

2.2 医院信息化发展的主要问题

应该说，目前医院信息系统建设已达到设施比较完善，应用比较全面，安全比较到位，效果比较满意，但我们同时也必须正视医院信息化发展也面临着许多问题。

2.2.1 推进医院信息化，管理层及业务部门仍缺乏主角意识

经过三十多年的医院信息化建设探索，大家已普遍认识到为了确保整个信息化建设和信息系统运行的规范有序，必须高度重视医院信息资源整体规划与信息化建设的顶层设计，但是在实践中，医院管理层和业务部门大多还没有形成推进医院信息化的主角意识，基本都是让信息化职能部门越俎代庖，领导与业务部门面对信息化建设项目很少主动提出全面的业务和管理需求、全程参与项目开发建设过程，导致医院信息化的总体架构、标准规范、运维模式、人才队伍、管理制度等重要的基础工作得不到重视，影响项目建设所应取得的实际效果。

2.2.2 信息标准的缺乏已成为制约发展的重要瓶颈

在多年的医院信息化建设过程中，各级政府虽已先后制定和发布了相关的规范、标准等，但还远远不能满足医院信息化发展应用的速度，尤其缺乏一些专业术语、疾病代码、管理规则等，这类标准与规范的制定、发布仍滞后于各类应用信息系统的研发和推广，往往是系统已经产品化，而标准与规范才出台甚至还未制定；有些标准与规范制定、发布后，由于监管、应用以及建设三方职责不明确，所以对标准执行、监督也缺乏有效的手段和机制，使仅有的标准也难以有效执行。

2.2.3 医院集成架构落后，不能满足整合式服务的发展需求

由于各种原因，目前大部分医院建立的业务应用系统由不同供应商提供的各种独立的应用信息系统构成的，难以形成一个统一的信息平台和统一的数据平台。这样的"烟囱式"信息化建设，导致业务系统之间采取"点对点"接口方式整合，系统耦合度高，成本高、风险大；医疗活动产生的数据不能被合理组织整合、更不能被有效利用；数据管理混乱，没有统一的主数据管理；不能有统一的用户管理和门户管理，用户管理及系统管理难度大；缺乏全院级的临床知识库支撑；这些问题将严重阻碍医院信息化健康有序发展。

2.2.4 对信息化项目缺乏有效的绩效评估，导致投资效益不高

近年来，在医院信息化推进过程中，缺乏统筹规划重复建设、重建设轻应用现象时有发生，有些医院为了突出信息化建设成绩，在基础设施或项目不能满足应用需求的情况下，盲目上线新项目，探索新技术，有的医院在购买信息系统时，缺乏对自身需求的调研和分析能力，往往以厂商为医院做的调研来决定取舍，忽视医院的真正需要，加之部分医务人员及领导没有使用信息化的热情，不愿意改变原有的工作模式，不愿意主动提供实际的业务需求，一遇到问题就全盘否定信息化的成效，影响项目预期目标的实现。由于缺乏评价和监管机制，导致信息化项目投入大增长快，但投资成效不明显。医改对信息化建设提出了更高要求，在医改推动下，医院信息化的投入力度不断加大，在这种发展趋势下，医疗机构必须重视合理规划和科学论证，避免盲目建设；主管部门也应该建立一套科学、系统的考核评价标准，保证医院信息化建设更加规范、有序、有效。

3 医院信息化建设发展需求分析

3.1 医院信息化建设发展驱动力

医院信息化建设的快速发展，始终得益于来自医院内外两个方面的驱动力，促使医院信息化建设起步早，进度快，要求高，效果实，目前已成为支撑现代化医院全面发展的重要助推器，成为医院开展医、教、研、管工作的重要技术平台。

3.1.1 来自外界社会需求

医改要实现的建立健全覆盖城乡居民的基本医疗卫生制度，为群众提供安全、有效、

方便、价廉的医疗卫生服务的目标,需要信息化的支持。政府需要通过信息化的手段,实现对医疗及公共卫生服务的有效监管,支撑逐步覆盖全民的医疗保障体系的有效运行,实现对药品供应体系的有效监管,确保医疗卫生服务的公平与效率;政府希望通过对卫生信息化建设而产生的大量微观信息的科学分析,实现国家健康战略和卫生政策制定的科学决策;医疗保障基金的运作和管理部门,希望通过医疗服务费用大数据的分析利用,确定合理的费用支付方式,保障基金运作的安全性及合理性;医药学、生命科学等各个科研领域的研究人员,也希望将临床大数据应用于临床科研和新药研制;居民希望通过互联网等现代信息技术的手段实现自助预约挂号、远程医疗、健康管理,及时了解个人的诊疗信息及健康档案,获得更加公平、更加便利、更加透明、更加个性化的医疗卫生服务。

3.1.2 来自技术发展推动

信息技术的发展,也是推动医院信息化发展的驱动力之一。智慧城市的建设需求是在物联网、云计算、移动互联网、大数据等新一代信息技术支撑下的提出的,新一代信息技术的发展也将极大推动医院信息化的进程。新一代信息技术可以进一步改善现有的医疗机构业务信息系统,使得系统更有效、成本更低、流程更优化、过程更合理、管理更精细、决策更科学;云计算可以应用于医院信息系统的基础架构,提高系统的效率、降低建设及运营成本;物联网可以应用于医院资源管理,实现对每一片药品、每一台医疗设备、每一套卫生材料的跟踪管理,还可以应用于居家患者,及时了解患者的生命体征状况,跟踪管理居民的健康;无线移动技术可以应用于医生及护士,实现无处不在、触手可及的医疗及护理;大数据技术可以应用于大规模区域医疗信息的挖掘及再利用,以从未有的形式支持健康管理、医疗科研和管理决策。

3.1.3 来自医改政策要求

新医改在提出了建立和完善适合中国国情的医药卫生体制,促进人人享有基本医疗卫生服务,不断提高全国人民的健康水平的目标。医改方案明确提出以推进公共卫生、医疗、医保、药品、财务监管信息化建设为着力点,加快信息标准化和公共服务信息平台建设,逐步建立统一高效、资源整合、互联互通、信息共享、透明公开、使用便捷、实时监管的医药卫生信息系统,建立实用共享的医药卫生信息系统是对完善医疗卫生服务体系技术支撑,成为医改“四梁八柱”之一。

为落实医改的各项任务,国家卫生部在卫生信息化“十二五”规划中提出了卫生信息化建设的“35212”建设框架。国家卫生计生委组建后,又将平台规划到县级,并加入计生信息系统及计生数据库。按照国家医改的要求及统一部署,结合上海实际,为进一步深化公立医院体制机制改革,积极落实各项改革任务,上海市提出了“进一步深化公立医院体制机制改革三年行动计划(2013—2015 年)”。《计划》要求在未来的三年内,加快建设以电子病历系统和电子健康档案为核心的区域卫生信息网,实现医疗卫生机构互联互通、业务数据源头采集、监测数据自动生成,确保数据的客观真实;深化信息化应用,建立涵盖基本医疗、公共卫生、家庭医生服务、医疗资源整合等业务应用功能和医疗质量控制、医疗服务监管、药品供应管理、临床用药监测、医疗机构和医务人员绩效考核等管理应用功能的信息化平台，为各项新机制的运行和管理措施的落实提供技术支撑和基础保障；强化数据管理、数据应用和数据挖掘，促进卫生管理决策的数据化、精细化、科学化。

3.1.4 来自行业发展趋势

随着医改的深化，卫生事业将得到大力发展。范围不断扩大、逐步全民化的医疗保障体系建设，需要建设区域的、跨地区的、最终实现全国联网的医保信息平台；分级结构、协作分工、覆盖城乡的医疗服务体系建设，规模不断扩大的医疗服务，需要建设以电子病历为核心的区域医疗信息整合、业务协同的医疗信息平台；随着卫生事业的发展，医疗机构的基础建设进入快速发展的轨道，各个机构的信息化建设出现新的扩展需求。

3.1.5 来自业务发展需求

医疗卫生业务自身的发展，对信息化提出了更加具体的需求。医院需要通过信息化提高医疗服务的效率、质量，提高患者的就医体验和满意度，提高临床医疗水平、医疗质量，降低运营成本，提高医院管理的科学性和有效性；卫生行政管理部门需要通过信息化实现对医疗机构的服务监管、质量监管、药品监管、绩效评价。

3.2 医院信息化建设需求分析

新形势下医院信息化发展，面临着医改政策调整、政府加强对医疗机构合理运行外部监管评估的需求；居民希望通过互联网等现代信息技术的手段实现自助预约挂号、远程医疗、健康管理，及时了解个人诊疗信息、方便获取个性化的医疗卫生服务的需求；新一代信息技术推动医院实现系统更有效、成本更低廉、流程更优化、过程更合理、管理更精细、决策更科学的需求；区域医疗要求医疗卫生机构互联互通、业务数据源头采集、监测数据自动生成，确保数据的客观真实的需求；医院需要通过信息化提高医疗服务的效率、质量，提高患者的就医体验和满意度，提高临床医疗水平、医疗质量，降低运营成本，提高医院管理的科学性和有效性的需求。在这些需求的激励下，迫使医院信息系统需要进行新的定位、扩充、改造和完善。

3.2.1 统一规划、顶层设计

尽管上海医疗机构已经基本完成以电子病历及医院管理为核心的医院信息化建设，以患者为中心的医院便民惠民服务信息系统建设，以实时结算与费用监管相结合的医保信息化建设，以药品采用供应及应用监管为核心的药品管理信息化，以及以监管及决策为核心的卫生管理信息化等方面已经取得了阶段性的成果，但医院信息化建设的总体规划、顶层设计、卫生信息标准的应用依然不到位，信息孤岛现象依然存在，系统建设缺乏统筹协调。因此，统一规划、顶层设计依然是上海市新一轮卫生信息化建设的主题。在新一轮医院信息化建设的规划中，科学合理地运用信息资源规划等方法论，确定医院信息化整体建设框架，制定可执行、可监督、可维护的医院信息标准以及信息化建设评估规范、考核管理制度，仍是我们的主要任务。

3.2.2 改造和完善医疗机构现有信息系统

按照上海市卫生信息化建设的统一规划和顶层设计，参照本功能规范，根据医改对公立医院改革实现基于目标预算管理下的绩效考核要求，确定对各级各类医疗机构现有信息系统进行设计、改造和完善的内容、任务、计划和考核要求。

3.2.3 拓展新的业务应用领域

新一轮医院信息化建设主要在以提高电子病历应用水平及医院管理为核心的医疗机构内部的新应用系统、提高以患者为中心的便民惠民新型服务系统、以加强区域医疗协同服务为突破口、与市区二级卫生信息平台互联互通等方面拓展新的业务应用领域。

3.2.4 推进医院信息集成平台建设与应用

积极推进医院信息集成平台的建设与应用，以便更好地实现医院各异构系统的数据整合、数据利用、信息共享、互联互通、业务协同及优化流程，改善医院信息系统的基础架构，提高医院应用系统的扩展性、对需求变化的适应性，提高数据的利用率，从而让医院信息系统最大限度地满足医院日益增长的医疗服务和医院管理信息需要，提升医疗服务、医院管理、科研教育的能力、水平及质量，充分发挥医疗信息化提升医院管理和服务效果的作用。

同时，医院信息集成平台还可以为患者提供医疗信息服务，为卫生行业监管、院际协同、医院联盟和医联体协同、区域医疗协同、与公共卫生服务协同，以及与医保、药品供应、计划生育等其他医疗体系关联部门的协同提供信息化的技术手段。

3.2.5 深度挖掘利用信息资源

各个医疗机构内部信息系统、市公共卫生信息系统、医联信息平台、区域卫生信息平台以及上海市居民健康网上积累了海量的医疗卫生数据，利用大数据技术、商业智能技术，深度挖掘、有效利用这些信息资源，服务于各级医疗机构和卫生行政管理部门，并适时探索可行的服务模式向全社会提供医疗信息服务，是上海市新一轮卫生信息化建设的任务之一。

3.2.6 加强信息安全保障

信息的安全保护始终是医院信息化建设的重中之重。各个医院信息系统的建设和管理部门要严格执行国家及卫生主管部门的信息安全等级保护标准，建设信息安全系统及管理制度，并有计划地推进信息安全认证工作。

3.2.7 推进新信息技术的应用

积极推进云计算、物联网、移动互联网、大数据等新一代信息技术在医院信息化领域的应用。各个信息系统要在合理论证、时机成熟基础上，利用云计算技术改造信息系统基础架构，提高基础设施的应用效率和系统架构的合理性；在医院物流管理、患者管理、远程健康监护等方面应用物联网技术，实现智能化管理；利用无线移动技术提高医生、护士、家庭医生的数据采集的及时性和便捷性；利用大数据技术对大规模区域医疗信息进行挖掘及再利用，实现临床医疗、健康管理、管理决策的智能化。

3.3 医院信息化建设原则

按照“以平台为基础、以应用为导向、以标准安全为前提、以整合集成为重点”的建设思路，认真执行以下建设原则。

3.3.1 需求驱动

上海市医院信息系统建设应以上海市医院的发展需求为依据，与医院业务及管理工作相结合，通过业务生产性系统功能的完善以及应用和数据的全面整合，实现全院信息系统在数据层面、应用层面和流程层面的互联互通，实现数据可交换、应用可调用、流程可协同。

3.3.2 规范标准

医院信息系统建设应当遵循国家和上海市的相关法律和法规，应当遵循有关医院各业务条线工作的各项规范、标准和要求，在全市范围内采用统一的系统编码标准、功能规范、数据接口和报表指标体系标准。

3.3.3 互联互通

医院信息系统建设应当采用开放的体系结构，基于平台模式实现不同开发商开发的应用软件之间能够按照统一的接口标准实现数据交换和信息共享，并可与系统外部的相关信息系统通过医院统一平台的信息接口实现信息共享和交换。

3.3.4 灵活开放

考虑到医院信息系统建设应当是一个不断拓展和完善的过程，所以系统应采用可灵活配置、可扩展的、开放的系统体系架构，具有必要的控制和维护功能，以适应不同用户和不同时间阶段的需求变化。系统技术架构应当具有可拓展性，在系统设计时采用的技术、实现的方法以及软件的架构设计等方面要留有余地，以便系统在以后更新、升级时具有性能、功能和结构上的可扩充性。

3.3.5 实用创新

医院信息系统应当以医院业务活动中的主要业务内容、流程和管理要求为基础，统一规范信息流程，从业务源头、数据发生点中采集数据，首先要满足临床医务人员的日常业务工作需求，包括满足业务数据采集、存储、传输、交换、处理、展示、汇总以及统计报表的需求；同时也要满足公立医院改革针对精细化管理的要求。

本规范的信息系统建设应该具有创新性，满足医院在互联网+的大背景下，通过新技术、新平台、新业务、新场景下的互联网医院的创新应用，满足未来医院管理决策科学化、临床业务智能化、经营管理精细化、运行管理实时化。

4 医院信息系统功能规范

4.1 指导思想

医院信息系统软件功能规范是指导各级各类医疗机构合理建设、有效使用医院信息系统的规范性文件，也是正确评价医院信息化建设应用水平、企业开发产品符合度的主要依据。编制目的是为了统一规范新一轮医院信息系统建设，为全面推动公立医院改革、适应区域医疗实现、助力医院创新发展奠定基础。

制定新一轮《功能规范》，简而言之，就是为了解决新形势下医院信息化建设的一个规范三个标准的问题；功能规范是一个指导性的文件，具体体现就是形成三个标准。

第一，对主管单位来说，是信息系统的评估依据和指导标准；它能加强医院信息化建设的规范管理，进一步加快医院信息系统建设与应用步伐；

第二，对医院来说，是系统建设的指南，将作为评价医院信息化建设的基本标准，执行这个标准，可以有效保证医院信息系统的建设与应用质量；

第三，对软件供应商来说，是产品准入的标准，亦是现阶段商品化医院信息系统必须达到的基本要求，只有符合这个标准，才有可能成为医院信息系统的一部分，为医院选择产品提供了评判依据。

4.2 编制原则

4.2.1 规范性

本规范基于医院信息化发展现状，并参考相关业务、管理规范制定，满足国家的法律法规和行业的业务规范，满足现有的技术规范。

4.2.2 普遍性

本规范仅对医院信息化建设中普遍应用的系统或已被大家认可并即将开发建设的业务、管理系统从软件基本功能的角度进行阐述，不包括网络、硬件部分；考虑到医院信息集成平台的复杂性与相对独立性，因此将专门形成建设指南加以阐述，此规范不包括平台建设要求。

4.2.3 习惯性

子系统的命名尽可能照顾大多数医院的习惯，同时在具体描述中通过子系统中的定义再加以明确。

4.2.4 一致性

对各子系统都必须有的基础功能，统一放在总则中加以描述。

4.3 总体框架

总体框架如图 2 所示。

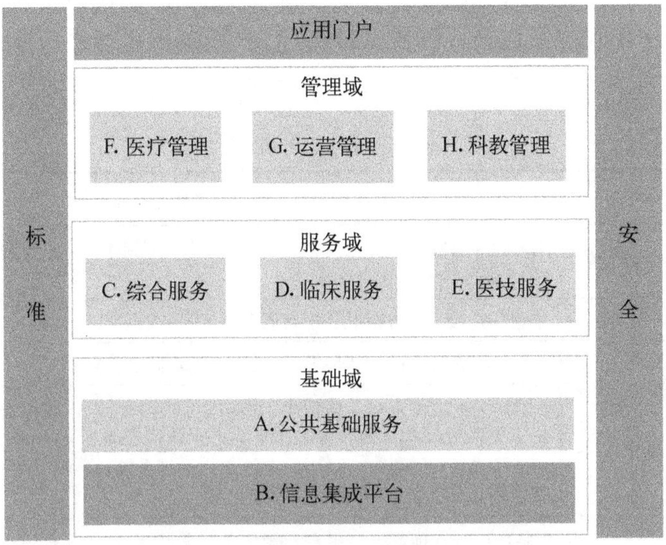

图 2　总体框架图

为了便于归类描述，我们把医院信息系统按照应用领域及服务对象进行了划分，抽象成上述模型结构，主要分为基础域、服务域和管理域；考虑到未来医院信息系统将会逐步构建在统一信息集成平台之上，虽然本规范内容没有包含医院信息集成平台的建设要求（另外颁布），但在模型结构中是不能遗漏信息集成平台这块重要内容；标准与安全是系统软件开发时必须要遵循的标准，所以在模型结构中同样是不能遗漏的；随着应用的不断成熟，应用门户同样是不可忽视的内容，因此模型结构中同样需要体现。

公共基础服务最初是从各个系统的公共功能中提炼出来的，避免一个重复性的描述，但在整理撰写过程中，我们发现其实它应该独立出来，如身份认证，以前每个系统都有，如果按照三级等保要求，有多少个系统，就得改多少遍，但是采用单点登录系统后，就不一样了，只需要改一遍，所有的系统就都符合要求了；知识库管理，在电子病历应用分级评价中，5 级的标准要求有全院统一的医疗知识库，我们认为，知识的建立和使用可以在每个系统运行中得以实现，但是，更好的方式是集中建立，各自使用，它可以体现出“全院统一”这个概念的内涵，同理这个方式也适用于数据字典的管理。

管理域与服务域内涵比较清晰，此处就不再赘述。

4.4　应用系统

结合医院信息化应用现状与发展趋势，本规范按照全面、完整、归类原则，兼顾业务管理要求，把医院信息系统划分为三大领域（基础域、业务域、管理域）、八类应用（公共基础服务，信息集成平台，综合服务，临床服务，医技服务，医疗管理，运营管理，科教管理）合计包括 57 个信息子系统；但在对系统及业务功能的进一步梳理过程中，发现部分的系统功能尚不成熟，不同的医疗机构对某些系统尚未形成稳定的业务模式，因此本规范首先梳理了35个相对比较成熟的业务子系统;考虑到医院信息集成平台的复杂性与相对独立性,因此将专门形成建设指南加以阐述,此规范不包括平台建设要求。具体如表1。

表1 系统分类表

领 域	应 用	子 系 统
基础域	A. 公共基础服务	* 统一身份认证与登录管理系统; * 日志审计系统; * 主数据与医疗术语管理系统; * 临床知识库管理系统
	B. 信息集成平台	平台门户层;平台应用层;平台服务层;平台数据层
服务域	C. 综合服务	* 挂号收费系统; * 出入院管理系统; * 自助服务系统
	D. 临床服务	* 门诊医生工作站; * 住院医生工作站; * 门诊护士工作站; * 输液管理系统; * 住院护士工作站; * 临床营养膳食管理系统; * 体检管理系统; * 麻醉信息管理系统; * 随访管理系统;急诊医生工作站;血液透析管理系统;放射治疗管理系统;手术护理管理系统;营养门诊咨询管理系统
	E. 医技服务	* 临床检验管理系统; * 放射科影像信息管理系统; * 病理信息管理系统; * 临床用血管理系统; * 康复治疗管理系统; * 门急诊药房管理系统; * 住院药房管理系统; * 静配管理系统; * 临床药师工作站
管理域	F. 医疗管理	* 医疗质量管理系统; * 门急诊业务管理系统; * 护理管理系统; * 医保管理系统; * 院感管理系统; * 抗菌药物管理系统; * 危急值管理系统; * 病案管理系统;医疗统计系统;公卫报卡管理系统
	G. 运营管理	* 绩效管理系统; * 药品供应链管理系统;财务管理系统;资金管理系统;成本核算系统;资产管理系统;预算管理系统;人力资源管理系统;合同管理系统;决策分析管理系统
	H. 科教管理	科研管理系统;教育管理系统;科研试验管理系统

* 即为纳入本次功能规范的子系统。

4.5 规范章节

为便于理解与执行,本功能规范(具体内容另文发布)总共分为三个部分。

(1) 第一部分:为前言,主要介绍功能规范编制的背景情况及对参编单位、人员致谢。

(2) 第二部分:为总则,主要介绍定义、编制目标、适用范围、总体架构、基本功能,建设原则、技术要求、其他说明。

(3) 第三部分:是规范的主要内容,从第一章到第三十四章,详细描述了每一个子系统的具体功能要求。

4.6 具体描述

对每一章子系统的软件功能规范描述均按照以下基本格式。

(1) 定义:明确子系统的应用部门、应用人员及系统所要完成的主要任务。

(2) 目标:明确子系统所要实现的基本目标。

(3) 图示:功能示意图描述了该子系统的主要功能、与相关系统的毗邻关系及所需要的技术支持;业务流程图描述了该子系统的主要业务流程。

（4）功能列表：罗列了该子系统的主要功能模块。

（5）功能描述：仔细描述了该子系统的所需要实现的主要功能。

（6）数据交互：描述了该子系统需要与主要的其他子系统进行交互的数据内容。

（7）相关说明：对特别需要说明的内容进行适当的解释，如挂号、收费原为两个系统，后为方便患者，业务上都是同窗处理，故在本规范中统一描述。

（8）参考文献：罗列了本子系统主要参考执行的标准或业务规范文件名称。

【举例】 门诊医生工作站的目录结构。

第 8 章　门诊医生工作站
8.1　定义
8.2　目标
8.3　流程图
8.3.1　功能示意图(图 8.1)
8.3.2　业务流程图(图 8.2)
8.4　功能列表
8.5　功能描述
8.5.1　就诊患者一览
8.5.2　病历录入
8.5.3　病历查询
8.5.4　病历打印
8.5.5　病历控制
8.5.6　诊断管理
8.5.7　过敏信息管理
8.5.8　申请单录入
8.5.9　医技结果查询
8.5.10　申请单打印
8.5.11　申请单费用控制
8.5.12　处方管理
8.5.13　转诊管理
8.5.14　会诊管理
8.5.15　法定文书管理
8.5.16　诊间预约
8.5.17　住院证管理
8.5.18　病假单管理
8.5.19　系统设置
8.6　数据交互
8.7　相关说明

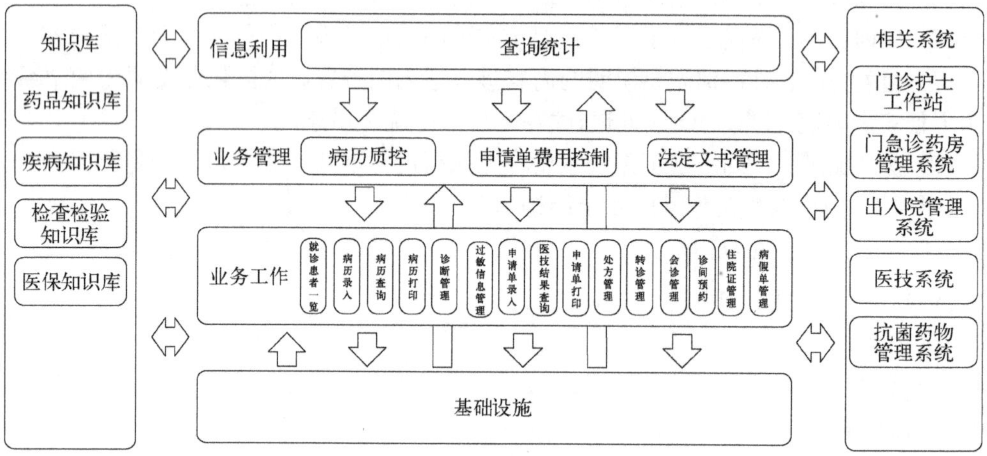

图 8.1 门诊医生工作站功能示意图

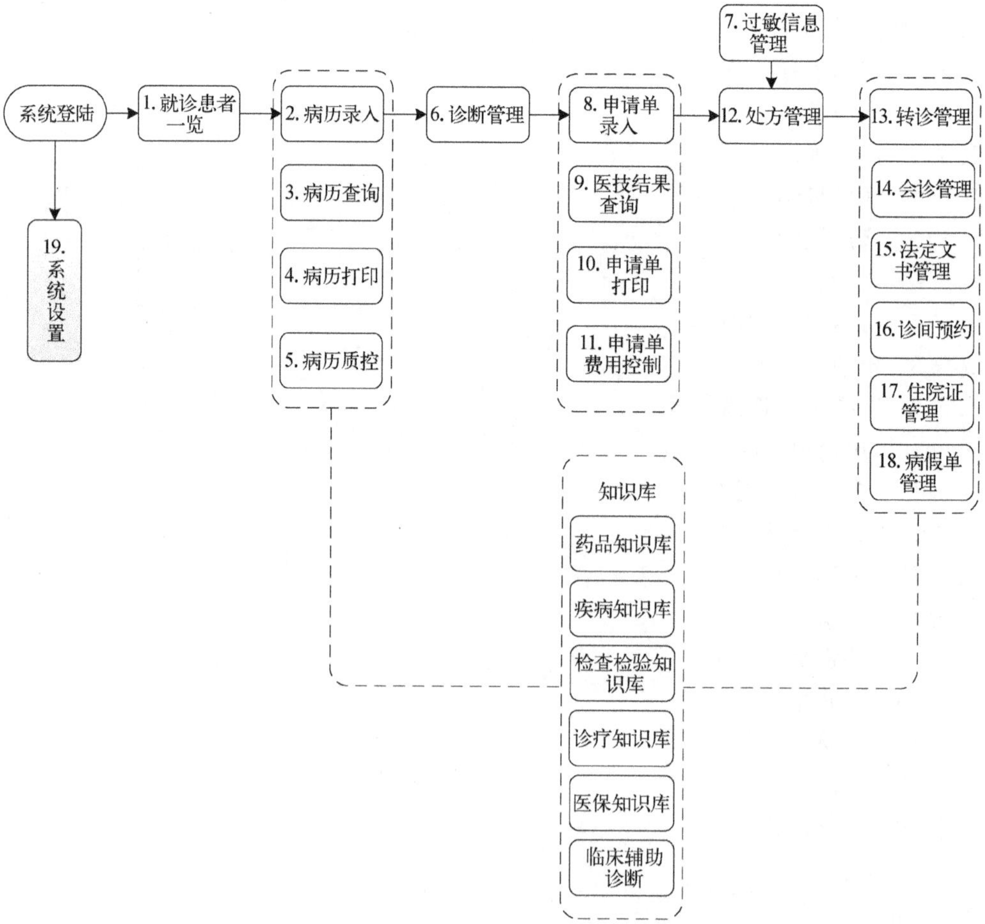

图 8.2 门诊医生工作站业务流程图

4.7 问题讨论

在具体编写过程中，编者遇到了许多困惑及认识上的分歧，如功能规范应包含的系统该圈定在什么范围？对于未广泛使用或不成熟的系统，如何处理？对于三级医院、二级医院、综合医院、专科医院、单体医院、医联体的应用差异如何兼容处理？移动应用作为单独系统，还是作为应用系统的一种应用模式？信息安全、运维管理是否应作为功能规范的一部分？诸如此类的问题众多，且难以讨论出明确答案，对此，经过与用户、开发技术人员的多次沟通及反复讨论，只能采取求同存异、强调功能实现忽视实现方法、抓大放小、尊重现实、照顾多数等办法，同时也希望在规范实际执行过程中，得到广大用户的意见反馈，以便使规范更加完善。

比如对于住院护士工作站、移动护士工作站与重症护士工作站，前期设想分三个应用系统来写，但在具体描述过程中，发现有许多相视之处，并且也由于信息系统发展的阶段性，因为先有护士工作站，主要任务以医嘱录入、整理为主，后产生移动护理系统，主要任务以完成患者床边护理为主，后来又有了重症 ICU 管理信息系统，从业务角度来说，和护士工作站大同小异，它更加侧重于对患者的持续不间断的照护，从信息系统的角度来说，数据的采集由手工过渡到了自动，采集频率更加高，记录的信息更加详细全面，未来也一定会和护士工作站进行融合，因此我们确定把这三个系统进行合并，在护士工作站中进行完整描述；但医院在执行过程中，可以结合实际情况进行建设与应用。